林 成之

脳に悪い7つの習慣

GS 幻冬舎新書 143

まえがき

「脳トレ」のゲームやドリルで脳を鍛えることはできない

近年、「脳をトレーニングしよう」と呼びかけるゲームや書籍の売れ行きが好調なようです。

これは、それだけ「脳の働きをもっとよくしたい」と思っている方が多いことの表れでしょう。本書を手にとってくださった方も、同様の考えをおもちであろうと思います。

読者のみなさんは、脳にとって「よい習慣」と「悪い習慣」があることをご存じですか？

実は、脳は気持ちのもち方や行動次第で、その働きをよくも悪くもできるのです。

私は、多くの人がこのことを知らないために、脳がもつすばらしい力を発揮できていないと感じています。

みなさんが脳に悪い習慣から逃れられない原因の一つは、そもそもそれが脳にとってよくないことだと知らないからだと思います。いったん、「この習慣は脳に悪いんだな」と認識すれば、「うっかり、やってしまう」ことを避けられるようになります。

本書でご紹介する「脳に悪い習慣」は、それらをすべてやめればいいだけです。ドリルを解くなどといった特別なトレーニングは、本当に脳を鍛えるうえで意味があることではありませんから、行う必要はありません。

私は脳神経外科医として、長年にわたって、脳の研究や救命救急医療の最前線に立ってきました。

瀕死の状態で運ばれてくる方々の命を救うためには、自分自身の脳の力を最大限に引き出す必要がありましたし、同時に、共に働くチームのメンバーにも最高のパフォーマンスを発揮してもらわなければなりませんでした。

私が脳のしくみを解き明かそうとしたのは、医学者として当然の責務であったからというだけではありません。人の命を救うという仕事を突き詰めるなかで「脳をフルに働かせる」ことを自分やチームに課し、その方法を常に模索してきたのです。

本書は私のこれまでの知見をもとに、みなさんが「脳に悪い習慣」を知り、それをやめることで、脳のパフォーマンスを最大限に発揮できれば、との思いで執筆したものです。

「脳のしくみ」にもとづいた構成だから、悪い習慣がカンタンにやめられる

本書は、脳が考え、記憶し、それを活用するしくみにもとづき、脳の力を引き出すのに適した順番になるよう構成してあります。

これらを順にやめていけば、あなたの物事への理解力は高まり、〝ここぞ〟というときに最高のパフォーマンスを発揮し、独創的な思考ができるようになります。集中力を高め、記憶力をよくすることも、もちろん可能です。

「順番」とはどういうことかをよく理解していただくために、ここでまず脳のしくみを簡単に説明しておきます。人が五感から得た情報を、脳はどのようにして取り込み、理解・判断し、思考し、記憶するのでしょうか？

図1　脳は①〜⑥の順番で、理解・判断し、記憶する

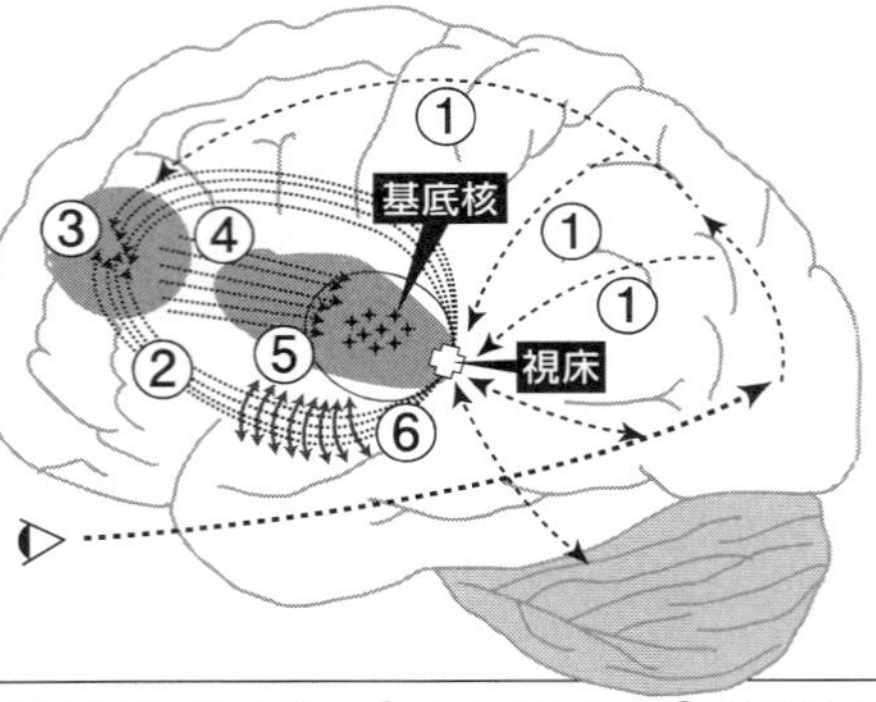

① 大脳皮質神経細胞　② A10神経群　③ 前頭前野
④ 自己報酬神経群　⑤ 線条体−基底核−視床
⑥ 海馬回・リンビック

図1を見ながら流れを追ってみましょう。

目から入った情報は「①大脳皮質神経細胞」が認識し、「②A10《エーテン》神経群」と呼ばれる部分に到達します。「A10神経群」は、危機感をつかさどる「扁桃核《へんとうかく》」、好き嫌いをつかさどる「側坐核《そくざかく》」、言語や表情をつかさどる「尾状核《びじょうかく》」、意欲や自律神経をつかさどる「視《し》床下部《しょうかぶ》」などが集まった部分。ここで生まれるのが「感情」です。脳では情報に対して最初に「好きだ」「嫌いだ」といった気持ちが発生するわけです。そして「A10神経群」は情報に対して「この情報は好きだ」「この情報は嫌いだ」などと感情のレッテルをはります。

レッテルをはられた情報は、次に「③前頭《ぜんとう》

前野《ぜんや》」に入ります。ここでは情報を「理解・判断」するところです。自分にとってプラスの情報であると、その情報は「④自己報酬神経群」にもち込まれ、さらに自分にとってためになる、または価値があるものにするために、「⑤線条体《せんじょうたい》―基《き》底核《ていかく》―視床」、「⑥海馬《かいば》回《かい》・リンビック」にもち込まれます。このような流れをつくりながら、脳は考える機能を生み出すのです。

つまり、大脳皮質神経細胞が認識した情報について、脳は「A10神経群」「前頭前野」「自己報酬神経群」「視床」、記憶をつかさどる「海馬回・リンビック」を総動員して取り込み、「思考」するのです。その際②から⑥までの神経群が一つの連合体として機能しているので、これらの神経群を「ダイナミック・センターコア」と呼ぶことにしました。ここで、人間の考えや、感情よりずっと複雑な「心」「信念」と呼ぶべきものや、「記憶」が発生するのです。

脳のしくみから「脳に悪い習慣」がわかる！

さて、こうして脳の考えるしくみを知ると、脳をダメにする習慣が見えてきます。

たとえば、入ってきた情報に「嫌いだ」というマイナスのレッテルをはると、脳はその後に控える「理解」「思考」「記憶」という過程で、そのレッテルに引っ張られ、考えたり覚えたりする機能がしっかり働かなくなります。同様に、「自分のためにならない」と感じると思考力は発揮できません。

実際に、嫌いなことや自分のためにならないと感じることで、パフォーマンスを上げるのは難しいものです。

一方、自分が好きなことや自分のためになると感じることに対して、頭がよく働いて、いいパフォーマンスを上げられるという経験は、みなさんおもちのことでしょう。

これらは、脳のしくみから理由を説明することができます。逆にいえば、脳のしくみから、パフォーマンスを上げたり落としたりする条件を導き出せるということです。

本書では、脳のしくみ、つまり脳が情報を受け取り、感じ、理解し、思考し、記憶するという順番に従って、「脳に悪い習慣」と「その習慣をやめ、脳を活かすための具体的な方法」を説明していきます。

脳に悪い理由を知ることで、初めて人は行動に移せる

この本に登場する「脳に悪い習慣」は、理由はさておき、一般的に「よくない」とされていることが多いはずです。読み進めていくと、当たり前の正論に聞こえてしまうものもあるかもしれません。脳にとってよくないことは、経験則でなんとなくわかっているものだともいえるでしょう。

しかし、「わかっているよ」ですませず、一つひとつの習慣について「なぜ悪いのか」の理由を知り、順番に克服するというステップをふむことが大切なのです。

というのも、理由を知ってはっきり「やめよう」と意識しなければ、いつまで経っても人はダメな習慣から抜け出せず、脳は高いパフォーマンスを発揮できないままになってしまうからです。

また、一般に「よい」とされていたり「悪いわけではない」と思われたりしていることなのに、実はそれが脳に悪いという習慣もあります。

たとえば、「コツコツがんばる」「上司には素直に従う」「〝ここぞ〟というときに緊張するといけないので、リラックスする」「記憶したいときは、言葉をくり返し唱えて覚

える」――みなさんは、こうした習慣が脳にとってよくないということをご存じないかもしれません。

しかし、脳のしくみをふまえれば、「よかれと思ってやっていた、実は悪い習慣」についても理由を含めてしっかり理解し、やめることができるのです。

くり返しになりますが、本書は順に読み進め、実践していくことで、脳のパフォーマンスを上げられるように構成してあります。どうぞ、そのことを心に留めて通読してください。

脳に悪い7つの習慣／目次

編集協力　株式会社パンクロ　千葉はるか

第1章　脳に悪い習慣①

――「興味がない」と物事を避けることが多い

脳は本能に逆らえない

脳のしくみを十分に活かすために、まずみなさんに知っておいていただきたいことがあります。それは、脳が最初に情報を受け取る脳神経細胞は、生まれながらにして、その一つひとつが本能をもっているということです。

脳神経細胞がもつ本能は、たった3つです。**「生きたい」「知りたい」「仲間になりたい」**——これは、脳のなかで周囲の細胞同士がつながり合い、情報処理を存在意義として成り立っていることを考えれば、よくわかります。

そして、人間の複雑な社会システムをつくり出しているのは、ほかでもない、**「人間の脳」**です。

太古の昔から、脳は人間社会のなかに「生きたい」「知りたい」という本能から〝科学〟を生み出し、「知りたい」「仲間になりたい」という本能から〝文化〟を、「生きたい」「仲間になりたい」という本能から〝宗教〟をつくり出してきました。

また、現代社会においては、「生きたい」という本能は〝家庭〟というシステムをつくり、「知りたい」という本能は〝教育（学校）〟を、「仲間になりたい」という本能は〝会社〟というシステムをつくり、維持しているわけです。

人間の脳が、何を求めて機能しているかを、よく知っておくことが大変重要なのは、いうまでもありません。本質的には、脳は本能に逆らわないことを求めているからです。

一方で、脳がもつ本能がすべての人に活かされているかというと、残念ながら、必ずしもそうとは限りません。

人間は一人ひとりに違いがあるのが当然で、どんな環境に置かれ、どんな経験をしてきたかが、本能の表れ方に差異をもたらしています。本能に反する言動に出る人も、少なからずいます。

しかし、一つ明確にいえるのは、脳の機能を最大限に活かすためには、脳神経細胞がもつ本能を磨くべきだということです。

「自分さえよければいい」と思ってはいけない

脳神経細胞の本能にもとづき、脳に悪い習慣を考えると、まず「自分さえよければばいい」「他人なんてどうでもいい」というような利己的なスタンスで物事に臨むことがあげられます。

脳には本来、「仲間になりたい」という本能がありますから、本質的に人は誰かが喜ぶのはうれしいものなのです。しかし、現代社会では、成果主義の台頭で競争が助長され、ともすれば「他人はどうでもいい、自分が成果を上げて認められさえすればいい」というふうに考える人が増えている傾向にあります。

いまの社会で、他人とかかわらずに生きていくことはできません。「生きたい」「仲間になりたい」という本能を、現代社会の枠組みのなかに置けば、脳が求めるのは「世のなかに貢献しながら、安定して生きる」ことなのです。私は「貢献心」を、脳の二次的な本能であると考え、これを磨き、高めることが、脳の力を発揮するベースになると思っています。

また、「貢献心」を磨くことは、実は脳の自己報酬神経群の機能と密接にかかわります。「他者の役に立ちたい」「社会に貢献できるのは、自分にとってすばらしいことだ」と思うことは、脳が思考する力をも高めるのです。このしくみについては、第3章でじつくり説明します。

「興味がない」と考えるのはNG

脳神経細胞の3つの本能のなかでも、脳の思考や記憶に大きくかかわるのが「知りたい」という本能。これは、脳の原点ともいえるものです。

「知りたい」という本能の重要性は、赤ちゃんの脳がどのように発達するかを見ると、よく理解できるでしょう。

生まれてきたばかりの赤ちゃんの脳が、情報の伝導路を形成するのに、きっかけになるものがあります。それは、お母さんへの「興味」です。

自分の身近にいて、自分を守り愛情をかけてくれるお母さんという存在――それについて知りたいという「興味」をもつことが、人間の脳を発達させていくのです。つまり、人間の脳にとっては「興味をもつこと」こそが、すべての始まりなのです。

みなさんの周囲にも、何にでもすぐ興味をもって、首をつっ込みたがる人はいませんか？　おそらく、そういう人は物事の習熟に優れ、頭の回転も速いはずです。

一方、どんなに頭脳明晰な人であっても、興味がないことは覚えられないものですし、深く思考したり、独創的な発想をしたりすることもできません。

とくに、人並み以上に物事への興味が薄いという人は、注意が必要。脳の考えるしくみが機能しなくなるばかりか、脳の神経伝達路も、使わなければ衰えていくからです。歳を重ねるにしたがい、物事への興味を失って、「何をやってもおもしろくない」と行動量が減ってしまうケースがありますが、これは考える力が低下していると同時に、脳の神経伝達路の機能が落ちていることの表れなのです。

「知りたい」という脳の本能を磨くには、「興味がない」と考えたり、口にしたりしないことです。

また、人の話を聞いたり、本を読んだりして情報を得るときに、「そんなことは知っている」と斜《しゃ》に構えるのも、興味をもっていないのと同じです。聞いたことがあるなと思う話でも、自分がまだ知らない部分もあるかもしれないと考えれば、興味がわいてくるはずです。脳にとっては、常に新しいことを知ろうと、前向きに耳を傾ける姿勢をもつことが大切なのです。

ちなみに、子どもの脳の発達過程を考えると、赤ちゃんのころにお母さんがたくさん声をかけることが非常に重要です。

私はかつてアメリカの大学で働いていましたが、アメリカでは出産後にすぐ職場に戻る女性が多いことに疑問を感じました。脳が急速に発達する時期に、赤ちゃんとお母さんが離れるのはできるだけ避けたほうがよいからです。

女性が活躍できる社会が望ましいことは当然ですが、社会システムは女性が赤ちゃんを産み育てることに配慮して組み立てられるべきだと思います。

また、幼少期はとくに、物事に興味をもたせることを大切にし、やりたいといったことは何でもやらせたほうがいいと私は考えています。脳医学の観点からいえば、脳の構造が定まる4歳までは、何事に対しても興味をもつことを教える時期。幼児に対しては、「ダメよ」「やめなさい」といった否定語は使わないほうがよいでしょう。子どもに分別を教えるのは、4歳以降からで十分です。

脳が発達するとき、2つのクセが生まれていた

脳は生まれながらにして、3つの本能をもっていることを説明してきましたが、実はもう一つ、脳のしくみとして知っておかなければならないことをご説明します。

神経細胞が集まって脳組織を構成し、好きとか、理解するなどといった機能を生み出しますが、この機能を守るために第2段階の本能が生まれます。それが、「**自己保存**」と「**統一・一貫性**」という2つのクセです。

もう少し詳しくいうと、前者は「脳は自分を守ろうとする」、後者は「脳は統一性、一貫性が保てなくなるような情報を避けようとする」ということ。自己保存は、「生きたい」という本能に根ざしたものでもあります。

2つのクセは、脳が発達するプロセスで獲得する、いってみれば後天的な本能で、とくに成長に伴って自我が芽生えると、より顕著に表れてきます。

「自己保存」は「生きていくために自分を守る」という意味で大変重要ですし、「統一・一貫性」は「正誤を判断する」「類似するものを区別する」「バランスをとる」「話の筋道を通す」といった、プラスの作用をもっています。

しかしその半面、脳が間違いを犯したり、脳のパフォーマンスを落としたりする原因になることもあるので、注意が必要です。

非常にわかりやすいのが、人は、自分と反対の意見を言う人を嫌いになるという反応です。冷静に考えれば、意見が違ったからといって、それを言う人のことまで嫌いになる理由はないはずです。ところが、脳は自らの意見と異なるものを「統一・一貫性」にはずれるために拒否し、また「自己保存」が働くことによって自分を守ろうとするため、相手の意見を論破しようとさえすることがあります。

みなさん自身、あるいはみなさんのまわりで、思い当たることはないでしょうか。相手が言っていることのほうが理屈としては正しいかもしれないと感じながら、持論を押しつけたり、言い訳めいたことを言ってしまったり、相手に嫌悪感を覚えたり……。自分の見解と合わないというだけで、聞く耳をもたず、相手の話をさえぎってしまう人もいます。これらはすべて、脳の「自己保存」と「統一・一貫性」というクセによるものといえます。

本能の過剰反応は身を滅ぼす

「反対意見を言った人まで嫌いになる」という現象は、脳のクセによる過剰反応の一例といえます。実は、脳は常にバランスよく働くものではなく、「自己保存」の過剰反応を起こしがちなものなのです。

病気やケガをした場合に身体を守ろうとするしくみにおいても、脳が過剰反応を起こすケースがあります。少し専門的になりますが、大事な部分ですので、ついてきてください。

人体が危機にさらされると、脳は血流を保つため、血管や心臓を収縮させて、血圧を上げるカテコラミンという神経伝達ホルモンを分泌します。このカテコラミンは、肝臓でグリコーゲンをグルコースへと分解して血糖値を上げ、脳のエネルギー代謝物質を増やす働きもあります。カテコラミンは、脳が自らを守ろうとして放出されるわけです。

ところが、いよいよ命の危険が高まると、脳はカテコラミンを過剰に分泌し始めます。すると血糖値が上がりすぎ、赤血球中のヘモグロビンが酸素を切り離すための2，3－DPGという物質が減少します。せっかく脳に運ばれた酸素が、脳神経細胞に届けられなくなってしまうのです。

重体の患者さんにいくら酸素吸入をしても、脳の神経細胞には届かず、脳神経細胞が壊れて死に至ってしまう──つまり、脳が自分を守ろうとする生体防御反応が過剰に起こることによって、自分の脳細胞を逆に死に追いやる新しい脳細胞の壊れ方です。このように、自分を守りたいという「自己保存」の本能が過剰に働くと、人が傷つくことになるのです。この「自己保存」の過剰反応は、社会のなかにも見てとれます。

みなさんは、不祥事を起こした企業が弁解に終始し、ときにはさらに悪事を重ねる様子を見て、不思議に思うことはないでしょうか。

傍《はた》から見れば、真摯《しんし》に詫《わ》びて原因を究明し、今後の対策を表明するなど取るべき方策はあるはずです。そのほうが顧客や取引先は納得するでしょうし、再生の道も見えることでしょう。それなのに、企業のトップともあろう人が、その残された細い道を自ら断ち切るような言動を見せることが少なくありません。これらは、「立場を捨てたくない」という「自己保存」のクセが、過剰に反応している例といえます。

また、どう考えても間違っているはずのことが、組織内で多数派によって正しいとされると、いつのまにか組織全体が「正しいのだ」と思い込んで暴走することがあります。社長が出したアイデアがいまひとつでも、「斬新なアイデアですね」と応じる役員。「これはいいアイデアだ」と言われるうちに「いいアイデアに違いない」と判断をくだすようになる部下たち——。

こうした環境では、最初は「たいしたアイデアではない」と思っていた人でさえ、だんだん「いいアイデアかもしれない」と考えるようになってしまうものなのです。これは物事が正しいかどうかより、数が多いほうにそろえたいという脳の「統一・一貫性」のクセにもとづいてしまっているのです。

このように、多くの人が同意するもの、権威があるもの、それらしい理屈があるもの、常識とされているものなどには、「統一・一貫性」が働きやすいといえます。

「自己保存」の過剰反応は、身を滅ぼします。これは脳が考えるしくみにおいても同様です。「自己保存」や「統一・一貫性」にとらわれすぎると、そもそも脳が情報を取り込むことを避けたり、バイアスがかかったりし、正しい理解や深い思考を妨げてしまうからです。結果、誤った判断や言動を引き起こすことになってしまうのです。

脳のクセを知れば、コントロールできる

「自己保存」と「統一・一貫性」のワナは、「脳に悪い習慣」を克服していくうえで、常に注意を払う必要があるものです。とくに「自己保存」は脳のクセとして非常に強いもの。とらわれないために、ときには「自分を捨てる」「立場を捨てる」という覚悟が必要です。

口にするのはカンタンでも、実行しようと思うとなかなか難しいのも確かでしょう。

しかし、人体が自らを死に追いやり、企業が暴走し、あるいは社会から抹殺される例のように、「自己保存」は過剰になると必ず周囲を、そして最終的には自分自身を傷つけます。大切なのは、自分の脳にもこうしたクセがあるということを自覚し、それに引っ張られないように注意することなのです。

興味をもつことで、脳のパフォーマンスはぐんと上がる

どんなことにも興味がもてる力は、脳の考えるシステムを動かすので、脳を活かすた

めのベースとなるものです。「頭がいい人とは、何に対しても興味をもち、積極的に取り組める人のことである」といっても過言ではありません。

物事に対して「きっとおもしろいに違いない」と興味をもち、常に前向きな姿勢で臨む人は、もてる能力をさまざまな方面で発揮する素養があるのです。みなさんの身のまわりにいる「勉強がよくできる」「発想が柔軟なアイデアマン」「スポーツですばらしい成績を残している」といった人たちを思い浮かべてみてください。後ろ向きな人がいるでしょうか？

前向きになり物事に興味をもつことと、脳がもつ力が活かされることに、深い関係があることが納得できるでしょう。

脳のパフォーマンスを引き上げるには、まず脳神経細胞の本能を磨くことがファーストステップです。興味・関心の幅を広げ、何事にも明るく前向きな気持ちで取り組むことを心がけましょう。

第2章 脳に悪い習慣②

——「嫌だ」「疲れた」とグチを言う

脳は情報にレッテルをはっていた!

人間の目や耳から入った情報は、神経を通って視覚中枢や聴覚中枢に届き、そこからさまざまな脳内の神経細胞とその情報を伝える多くの神経回路を経由します。

短期記憶をつかさどる「海馬回」、危機感をつかさどる「扁桃核」、好き嫌いや興味・関心をつかさどる「側坐核」、言語や表情、感動をつかさどる「尾状核」、意欲や自律神経をつかさどる「視床下部」、匂いに対する反応にかかわる「嗅結節《きゅうけつせつ》」など、これらの神経群のことを総称し、「A10神経群」と呼ぶことは説明したとおりです。

A10神経群は、いわば感情をつくる中枢で、A10神経群が壊れてしまうと「気持ち」を生むことができなくなってしまいます。情報に対する感情がなくなり、笑顔もつくれません。

典型例としてあげられるのは、パーキンソン病です。A10神経群は性格を明るく前向きにするドーパミンという神経伝達ホルモンを分泌しますが、このドーパミンの減少によって起こるのがパーキンソン病なのです。パーキンソン病患者は歩行などの運動に障害が出るほか、表情がなくなり意欲も減退します。こうした症状から、A10神経群のはたす役割が、いかに大きいかを推し量ることができるでしょう。

脳が考えるしくみにおけるA10神経群の役割をひと言でいうと、「情報に気持ちや感情のレッテルをはること」です。

五感で受け取った情報は、それを「理解」する前頭前野、そこからさらに「思考」や「心」を生む「ダイナミック・センターコア」内でぐるぐるとくり返しまわります。そして、脳内で考えるしくみが働く前に、脳内情報は必ずA10神経群を通り、「好きだ」「嫌いだ」「感動した」といったレッテルを付加されます。つまり、人間の脳が理解したり、思考したりして記憶する情報は、すべて感情のレッテルがついたものなのです。

これが何を意味するか、おわかりでしょうか。

理解力、思考力、記憶力――みなさんが高めたいと願っている脳の力は、どれも最初の「**感情**」によってそのパフォーマンスが左右されるのです。一度、マイナスのレッテルをはられた情報は、しっかり理解できず、思考が深まらず、記憶もしにくくなってしまうのです。

「おもしろくない」「好きじゃない」などマイナスの感情はもつな

試験に向けて勉強するとき、仕事に取り組むとき、スポーツをするときなどに、最初から「おもしろくない」「好きになれない」と思ってしまうことはありませんか？

一度、A10神経群で「嫌い」というレッテルがはられてしまうと、脳はその情報に関して積極的に働かなくなります。脳の理解力や思考力、記憶力を高めるには、まず「おもしろい」「好きだ」というレッテルをはらなければなりません。「好きになる力」を養うことは、そのまま「頭をよくすること」であるともいえるのです。

「そうはいっても、苦手なものは簡単には好きになれない」――おそらく、多くの人はこう考えるでしょう。確かに、球技が苦手、英語が苦手、人と話すのが苦手など、人間はそれぞれ、どうしても前向きになれないことがあるものです。

しかし、ここで大切なのは、苦手なことを避けるのではなく、まずは興味をもってチャレンジしてみることなのです。

気持ちを前向きにするよう努力して実際にやってみると、興味が生まれ、おもしろさを発見し、ハードルを越えることで好きになるという場合もあります。そうなれば、しめたもの。さまざまなことにチャレンジし続けることは、興味・関心や好き嫌いをつかさどる側坐核を鍛えます。物事を好きになり、それについて考える力を伸ばすのです。

では、「チャレンジしたが、やはり苦手だ」というケースではどうすればよいのでしょうか。

たとえば、「いまの仕事が好きになれない」「こんなトラブルには対処できない」という場合はどう対処すべきなのでしょうか。

このようなときは、自分で「この条件において」という前提を置いてみることが有効です。

たとえば、「私は事務員だから、たいしたことはできない」と言っているスタッフがいるとします。そんなときは、この条件下では誰にも負けない日本一の事務員になろう、と考えて、前向きに取り組んでほしい、などと伝えるのです。そうすると、興味をもったり、好きになったりする範囲が広がり、「できそうだ」と思えるようなレベルに近づけるわけです。

仕事でトラブルが起きたときも同様です。「嫌だな」「面倒だな」とうんざりしても、何もいいことはありません。「このトラブルにおいて、自分が最高の解決策を出すんだ」と考え、トラブルの解決に楽しみを見出そうとしてみましょう。

自分の置かれた状況を好きになるには、工夫も必要です。こうした工夫もせずに「嫌いだ」と言い続けて、何も変えようとしない態度は、自分の脳をダメにし、結局、勉強でも仕事でもいい結果を出すことはできません。

もちろん人生において、自分が最初から好きなことばかりに取り組めるとは限りません。マイナスの要素はつきものです。

ですから、マイナスの要素を抱えながらも、どうすれば少しでも好きになれるのかを考えながら、前向きにとらえるべきです。

興味をもってチャレンジすることが難しい場合は、まず条件を置いて範囲を狭《せば》めたなかでやってみること。こうした日々の前向きな取り組みが、みなさんの脳を活かす力となるのです。

人を嫌って、得することは何もない

子どものころ、嫌いな先生が教える科目は、成績が伸びなかったという経験はありませんか？　または、上司が嫌いで、仕事もうまくいかないという方も多いのではないでしょうか。

自分が指導される立場にあるとして、指導者が嫌いだと、A10神経群はその指導内容にも「嫌いだ」というレッテルをはります。つまり、勉強ができるようになったり、仕事で活躍したりするためには、まず先生や上司を好きになることが必要なのです。「先生が嫌い」「上司が嫌い」などと人を嫌悪するのは、大切な情報にマイナスのレッテルをはってしまう習慣といえます。

では、そもそも人は、なぜ他人を嫌いになってしまうのでしょうか。

その理由の多くは、先に説明した「自己保存」と「統一・一貫性」にあります。「統一・一貫性」という脳のクセから、人間は整ったものやバランスのよいものを好む傾向にあります。美しい女性やかっこいい男性に好感をもつのは、脳のしくみを知れば、ごく自然なことで、逆に見た目がアンバランスだと「なんとなく嫌だな」と感じてしまいます。整っている、バランスがよいなどと判断する基準は人によって差異がありますすし、もちろん、好みは人それぞれなのですが、いずれにしても顔やスタイル、話し方などが自分の基準とするものと大きくずれていると、それだけで拒絶したくなるのです。

また、自分と反対の意見を言う人を嫌いになるのも、脳のクセに原因があります。上司とソリが合わないなどという場合、その多くは価値観や考え方の違いから、意見が合わないことを指しているはずです。話がはずまなかったり、仕事でぶつかってばかりいたり……。自分の脳の「統一・一貫性」からはずれる話は受け入れにくく、また「自己保存」が働くことで「嫌いだから避けよう」となってしまうことは前述しました。

しかし、こうして脳が人を嫌いになるメカニズムを理解すれば、おのずと人を好きになる方法も見えてきます。

まずは、「こういう人は苦手、嫌い」といった先入観を取り払うよう、意識することです。

見た目や最初の印象で「嫌だな」と思った人が、知ってみれば、いい人だったということはよくあります。つまり、人は好き嫌いを判断するために必要なはずの情報がそろっていない段階でも、脳のクセによって「嫌いだ」と感じてしまうことがあるのです。

それなら常に「人柄を知っていいところを見つけよう」という姿勢をもち、最初から「きっと好感をもてるだろう」と考えて話を聞くほうが、脳にとっていい結果をもたらすことはいうまでもありません。

話してみて意見が合わない相手については、「意見が異なるからといって、その人を嫌いになる理由になるのか」と冷静に考えてみましょう。脳のクセのせいで、「違う」が「嫌い」に転化してしまっているだけですから、違うものは違うものとして認めればいいのです。

これは、我慢する、あるいは妥協したり、相手に取り入ったりするという意味ではありません。相手の話をシャットアウトするのではなく、まずは耳を傾け、いったん「なるほど」とその意見を受け止めてみるのです。この「相手の立場に立ち、違いを認める力」が、みなさんの脳を活かすか殺すかを左右するのです。

脳には「仲間になりたい」という本能がありますから、自分に好意をもっていることが感じられる相手には好感をもつものです。自分から相手を好きになれば、相手も自分を好きになり、自分もさらに相手を好きになるという好循環が生まれます。実は非常にシンプルな話なのですが、シンプルであるからといって誰もが実行できているわけではありません。人間の集まるところ、企業や学校、より広い視点でいえば国家間でも対立というものが絶えないのは、脳の本能やクセを認識せず、自分の言動を振り返ることができないからなのです。

どうしても好きになれなければ、居場所を変えてもいい

とくにお子さんがいる方は、子どもの前で学校や塾の先生のことを悪く言ってしまわないように気をつけたいものです。これまでの説明からわかるとおり、子どもが能力を発揮するためには、指導者を好きになることが大変重要な鍵となります。

しかし、子どもは自分の親が悪く言う人のことを好きにはならないもの。子どもには、人のよい部分に目を向けて好きになることを教え、決して目の前で悪口を言ったりしないようにしてください。

ところで、このようにアドバイスしているからといって、私は「どんな人でも絶対に好きになるべきだ」と言うつもりはありません。私自身、聖人君子ではありませんから、

どうしても受け入れられない人もいるのです。

昔住んでいた自宅の近くには、隣近所に嫌がらせをくり返す人が住んでいました。なぜそんなことをするのか理解に苦しみますが、相手がまったく歩み寄る余地をもたず、あからさまな悪意をもっている場合などは、無理をする必要はありません。

ここまで極端な例でなくても、どうしても好きになるのが難しく、あきらめた経験もあります。

それは、アメリカの大学での研究生活を終えた後のことでした。帰国後に所属した組織の上司は、アメリカでは当たり前として許されていることなのですが、上司と相談することなく自分でどんどん研究を進める私の行動に我慢ならなかったらしく、私を嫌っていました。このためお互いの関係は悪くなっていきますし、私もその人をどうしても好きになることができなかったのです。

このままではいけないと頭ではわかっていましたが、気がつくと何事にもがんばることができない自分になっていました。自発的に新しい研究をすれば、また怒りを買ってしまう。力を発揮すれば、問題が起きることになる──そう思い、〝死んだふり〟を決め込んでしまいました。私の脳の「自己保存」のクセが、強く働いていたのだと思います。

そしておよそ1年にわたり苦しんだ結果、ダメになりつつある自分に気づき、私は自分から居場所を変えることにしたのです。「いまの自分は、半歩しか足を前に出していない。全力投球できる環境でなければ、どんどんダメになってしまう」――私は救急医療の最前線で自分のもてる力を最大限に発揮しようと心に決めました。そして当時、日本大学医学部（後の第10代日本大学総長）の瀬在幸安先生に要請され、日本大学医学部板橋病院に新しく救命救急センターを立ち上げ、救急部をつくることにしました。その後は、次々と新しい治療法を発見できたおかげで、多くの人の命を救うことができ、本当によかったと思っています。

自分を嫌っている上司のもとで働くことは、自分のためになりません。その上司を好きになれなかったことについて言い訳をするつもりはありませんが、どうしても関係の修復ができず、努力する余地が残されていなければ、居場所を変えることは選択肢の一つです。

先日、「知人が職場で上司にいじめられ、鬱《うつ》になってしまった。自分が悪かったのではないかと自己嫌悪に陥っている」という方とお話ししたのですが、私は「そうした反応は、脳が自分の身体を守ってくれているのだと考えてください。自分を責めたり、自分はダメになったと考えたりすると、かえって立ち直れなくなってしまいます。あなたが悪いのではありませんよ」とアドバイスしました。

脳は正直なものですし、病気はうそをつきません。「本当にダメだ」と思ったら、その場から離れたり、休んだりしてもいいのです。

「嫌だ」「疲れた」と口にするのはNG

夜遅くまで働いて、それでも次の日は朝早く出勤。仕事はいつも山積み……。こんな状況のとき、つい「今日は働きたくないな」「疲れた」「もうこれ以上できない」「無理だ」などと口にすることはありませんか？

そう深刻な状況でなくても、日常的に「疲れた」と言うのが口癖になっている人もいるかもしれません。

こうした言葉を発するのも、実は「自己保存」という脳のクセの表れなのです。それに気づいていないために、「グチを言ったほうがストレス発散になるんだ」と誤解している人もいるでしょう。

ところが、こうした否定的な言葉は、自分が言っても、周囲が言うのを聞いても、脳にとっては悪い影響しかないのです。というのも、目の前にやるべきことがあっても、A10神経群が否定的な言葉に反応し、マイナスのレッテルをはってしまうからです。

何気なく口にする、そのちょっとした言葉がみなさんの脳のパフォーマンスを落としているわけで、しかもグチから何か新しい発想が生まれることはまずありません。とくに、仕事や勉強に取り掛かる前にグチを言うのは避けるべきです。

脳のしくみを知れば、グチを言うことのデメリットはよく理解できるでしょう。

しかし、「グチを言わない」というのは、実はそう簡単ではありません。振り返ってみると、仕事などで「無理だろう」「難しい」といった否定的な言葉を使うことによくあるはずです。

私が日本大学医学部板橋病院で救命救急センターを立ち上げた際に、医師、看護師、検査技師、事務担当などのすべてのスタッフに課したことがあります。それは、「否定的な言葉をいっさい、使わない」ということ。私がほかに求めたのは「明るく前向きでいること」「チームの仲間の悪口を言ったり、いじわるをしないこと」といったもので、厳格なルールを事細かに決めたりはしませんでしたから、最初はみな、「怖い先生でなくてよかった」とでもいうような、ほっとした表情を浮かべていました。

しかし、実際の救命救急医療の現場は非常に過酷です。徹夜で手術をした直後に、緊急の患者さんが運ばれてくることなどザラで、食事も睡眠も取れないまま、患者さんの処置に追われるのが日常でした。

しかも、すでに瞳孔が開いていたり、心肺停止の状態だったりと、通常ならとても助けるのは無理だろうと思われるような方がたくさん運ばれてくるのです。こうした状況ですから、スタッフがつい「疲れた」「無理だ」「難しい」といった言葉を口にしてしまうのも無理はありません。慣れるまでは、お互いに「いま、疲れたって言ったよ」などと指摘し合ったものです。

極限状態にあっても人の命を救うのが、救命救急の仕事です。私はスタッフ全員に、

「瞳孔が開き、呼吸が停止した患者さんであっても、ケタ違いの医療をほどこして、社会復帰させる」という無謀とも思われる目標を掲げていました。それを実現するには、スタッフ一人ひとりが最大限に脳のパフォーマンスを上げる必要があったのです。

このように厳しい現場にあってもなお、私が否定的な言葉を使わないことを徹底したのは、脳医学の観点から、それが脳に与える影響の大きさをよく知っていたからです。

私たちの目標は、医療の世界にいれば、誰もが「無理だ」というレベルのものであったと思います。しかし在職中、瞳孔が開いた状態で運ばれてきた患者さんに、約4割という非常に高い確率で社会復帰していただくことができました。これは、私が脳のしくみにもとづき、自分とチームを高めようと常に心がけていたことがもたらした結果であると思っています。

感動しないと脳は鈍る

脳にとって、人の話を聞いたときや新しい知識に触れたときなどに、素直に「すごいな」と感動することは非常に大切です。これは、A10神経群に感動をつかさどる「尾状核」があり、気持ちを動かすことができると、判断力と理解力が高まるからです。「感動する力」は、脳をレベルアップさせるのです。

感動というのは、何も特別、大それたことに対してでなくてもかまいません。日常的な会話のなかでも、自分が知らないことが一つでもあれば「そうなんですか。すごいですね」「それはおもしろいな」などと気持ちを動かすことができるはずです。

とはいえ、人と話しているときに「つまらないな」と話半分に聞くなど、情報に対して消極的でいては、感動はできません。最近「すごいなあ」と思ったことがすぐに思い出せない方は、脳が鈍っている証拠ですから、注意が必要です。

「最近、あまり感動していないかもしれない」という場合は、周囲の環境を見直してみましょう。まわりが無感動な人ばかりだと、脳の感動する力が弱まってしまうことがあります。これは、冷めた人が集まる組織のなかで自分だけ感動しようとしても、脳の「統一・一貫性」を保とうとするクセから考えて難しいものだからです。

では、冷めた人に囲まれている人は、どうすればよいのでしょうか。

難しく聞こえるかもしれませんが、脳の「統一・一貫性」というクセをうまく使うことを考えれば、まわりを変えるように地道に働きかけるしかありません。つまり「環境が悪いのだ」とあきらめるのではなく、「自分から環境を変えよう」と考えるのです。

まずは周囲が興味を示して乗ってくる話題選びを意識し、会話の盛り上げ役になるという心意気をもちましょう。高尚な話題を無理に探す必要はありません。「自分がいることで、その場が明るくなるようにしよう」というくらいの心がけでも、最初は十分です。

また、誰かが話をしているときは、「なるほど」「すごいね」などと言葉をそえながら話を聞くようにしましょう。組織のメンバーが「すごいね」「おもしろいね」と言い合って話が盛り上がるようになると、自分自身も感動できる場面が増えてくるはずです。そして、感動し合えるチームは雰囲気がよくなるだけでなく、脳の判断力、理解力が増すことで仕事のパフォーマンスも確実にアップするのです。

表情が暗いと脳も曇る

私が救命救急センターに在籍していたころ、スタッフに課していた習慣があります。

それは、「出勤前に必ず、鏡の前で最高の笑顔をつくってくること」です。

一人で鏡の前に立って笑うというのは、一見、奇妙に見えるかもしれません。しかしこれは、脳医学にもとづいた脳の働きを高める方法なのです。

A10神経群のなかの「尾状核」は表情をつかさどっており、顔の表情筋とつながっています。表情筋は口の周囲だけで12くらいあるのですが、私は意識を失っている患者さんでも、目や口のまわりの表情筋を刺激して、反応があれば、A10神経群の機能は残っていると診断していました。

笑顔を浮かべていると、否定的なことや暗いことは考えにくいものですが、これは顔の筋肉とA10神経群が密接に関連しているからです。否定的な感情が脳のパフォーマンスを落としてしまうことは、これまでに詳しく説明してきましたが、努力してでも笑顔をつくると、否定的な感情が生まれにくいので、結果的に脳の力を発揮することにつながるのです。世間では「笑顔で健康に」などとよく言いますが、私は、笑顔で脳のパフォーマンスを上げることをおすすめします。

アメリカの大学で働いた経験から、私は「日本人は全般に表情が硬い」という印象をもっています。「男は三年に片頰」という言葉もありますが、脳医学的には明るい笑顔をつくったほうがよいことを、心に留めておいてください。笑顔で脳の力を活かし、勉強やスポーツ、仕事などで活躍するほうが、人間としても魅力的でしょう。

しかしながら、普段から表情が硬かったり、暗かったりする人は、笑顔をつくるだけでも難しく感じるかもしれません。

実は私も、昔は表情が硬いタイプでした。家にいるときは、いつも着物を着て角帯を締め、難しい顔をしていたのです。子どもたちから見れば「威厳ある怖い父親」という感じだったのではないかと思います。

ところが、単身アメリカに渡ってみると、証明写真ですらにっこりと笑って撮影するお国柄。同僚たちは、いつも笑顔でユーモアあふれる会話を楽しんでいます。静かなところが好きで、人と話をするのも苦手という〝典型的な日本人〟であった私は、日本が恋しくなり、郊外にある人気《ひとけ》のないエバグレードという湿地帯に出かけて行ったりしたものです。

ところが、だんだんと「どうして私はわざわざ人がいないところに来ているんだろう？　一人で静かにしていても楽しくないな」と感じるようになり、気づけば笑顔で仲間と冗談を言い合うようになっていました。脳の「統一・一貫性」が、よい方向に働いたのでしょう。日本に帰国するころには性格が明るくなり、服装もTシャツ、短パン姿で過ごすのが日常となっており、別人のように変貌した私を見て、家族は仰天していました。このように、人は変われるものなのです。

アメリカ人の同僚たちと一緒に仕事をするなかで、私は彼らの頭の回転の速さを感じていました。会話のなかで次々とくり出される冗談に、最初はなかなかついていけなかったものです。私自身の経験もふまえて考えると、会話するときの豊かな表情や満面の笑みが、少なからず影響しているのではないかと考えています。

私はアメリカ的なアクティブ思考、プラス思考が常にすばらしいと考えているわけではないのですが、こと笑顔に関しては、アメリカの文化を見習ってみてもいいのではないかと思います。

みなさんも、まずは朝、鏡へ向かったときに顔をマッサージし、最高の笑顔をつくる練習をすることから始めてみてください。もちろん仕事中なども、いつも笑顔でいることが脳の機能を高めてくれます。

どんな上司が部下をいちばん伸ばせるのか

自分自身だけではなく、お子さんや生徒、部下たちなどの脳のパフォーマンスを上げたいという場合、A10神経群の働きをうまく使うことは大変有効です。

先に「上司や指導者が好きになれないのはNG」ということを説明しましたが、これは裏を返せば「好かれない上司や指導者では、チームとしていい結果を残せない」ということでもあります。上司や指導者という立場にある人は、自分が部下や子どもから好かれているかどうか、自問してみてください。

「仕事は人の好き嫌いでやるものではないだろう。部下が自分に好意をもつかどうかが、どうして問題になるのか」という意見もあるでしょう。

しかし、嫌いな上司が言うことはA10神経群によってマイナスのレッテルがはられ、部下の理解力や思考力を妨げるのです。嫌われ者の上司のままでいては、チーム全体で成果をあげることができません。

教師と生徒の関係でいえば、好かれない教師ではクラスの子どもたちの学力に悪影響を与えてしまうことになります。

一方で、好かれるということは、上司としてのマネジメント力や教師としての指導力のベースになるといえます。

好かれるためには、単に甘やかせばいいということではありません。ときには厳しく接する必要も当然あります。しかし、よくありがちな間違いの一つは、反発心をあおって、やる気を出させようとすることです。

ある大学で体育会系運動部の指導をしている方から「学生を殴ってもいいものか？」と質問を受けたことがありますが、暴力に訴えて恐怖心を植えつければ、学生は指導者に対してマイナスの感情を抱きます。

上司が部下に対して高圧的な態度を取るのも同様です。A10神経群が指導者の言うことすべてにマイナスのレッテルをはるようになってしまえば、指導者や上司としての本質的な資格を失ったも同然。ですから、こうした安易な方法に走るのは慎むべきです。

では、好かれる上司や指導者になるには、どうすればよいのでしょうか。

ヒントは、脳が人を嫌いになるしくみにあります。くり返しになりますが、人間の脳は「自己保存」と「統一・一貫性」のクセがあるため、意見が合わないと、その意見を言った人まで嫌いになってしまう傾向があります。

とくに「自己保存」のクセが強く働くと、自分の立場を守ろうとして、相手を排除しようとすることもあります。

部下や教え子が、自分より立場が上である上司や指導者に対してとれる対応は限られてしまうもの。もともとの立つ位置を考えれば、上司や指導者にこそ、相手の話に耳を傾ける力、相手の立場に立って考える力や「自分の立場を捨てる」という器の大きさが求められるでしょう。好かれる上司や指導者になるには、こうしたスタンスをもつことが必要なのです。

「疲れる脳」と「疲れない脳」がある

本章では、A10神経群で情報にマイナスのレッテルをはらないために、やめるべき習慣を説明してきました。物事を好きになる力、チャレンジする力、おもしろそうだと興味をもって耳を傾ける力、前向きに臨む力、笑顔をつくる力――どれも一般に「よい」とされていることですが、それには脳医学的な根拠があるのです。

また、何気なく言ってしまうグチが、脳に悪い影響を与えるということについても理解していただけたはずです。

ところで、みなさんは、「疲れる脳」と「疲れない脳」があることを知っていますか？

「楽しい、おもしろい」と感じるのがA10神経群の機能ですが、みなさんは、興味・関心をもって前向きに取り組んでいることなら、いくらでもがんばれるのに、「おもしろくない」と思っていると、すぐに疲れを感じてしまうという経験があるのではないかと思います。

集中して聞く授業や講演などではたいして疲れを感じないのに、「つまらないな、早く終わらないかな」と感じると、終わった後でどっと疲れが出る――同じように座って話を聞いているのに、どうしてこのような違いが表れるのでしょうか。

これは、脳の疲労を除去する中枢が、A10神経群とつながっているからです。楽しいと感じることをやっていると、脳の疲れが取れていきます。つまり、「疲れない脳」は、興味をもっておもしろいと思える感性がつくっているのです。

逆に「おもしろくない」「嫌だ」などとグチを言ったり、グチばかり言う人と一緒にいたりすると、それだけで脳を疲れさせるのです。グチっぽい人のまわりに人が集まらないのは、脳が疲れることを避けようとするためであるといえます。

積極的に脳の疲れを取るのであれば、有効なのは、友達や家族と楽しく会話をすることです。

とくに女性は、言語中枢が発達している人が多いので、楽しい会話の効果が出やすいでしょう。

「友人と会って食事をしながら楽しいひとときを過ごしたら、疲れが吹き飛んだ」というのは、A10神経群が活用され、脳の疲労が除去されるからなのです。

こうした場では、遊び心をもち、くだらない話も存分に楽しむことをおすすめします。

こんなふうにアドバイスしている私ですが、実は正直に振り返ると、若いころは〝モーレツ〟でまじめ一辺倒。遊び心に欠ける面もありました。

私が変わったのは、アメリカで「遊びを知らない男」と言われてショックを受け、「もっと肩の力を抜け」とアドバイスされたことがきっかけでした。後ればせながら「たまには羽目をはずしたほうがいいんだな」と気づいたわけですが、後に脳のしくみを解明していくなかで、「やはり脳にとっては楽しむことが大切なんだ」と、理論と経験が結びついていったのです。

読者のみなさんは、脳の疲れをためていないでしょうか。

脳はいつでもロジカルな会話を好むわけではありません。楽しむべきときは、思いきり羽目をはずしましょう。

第3章

脳に悪い習慣③

——言われたことをコツコツやる

情報はどのように思考に至るのか

本書ではじめに説明したように、A10神経群でレッテルをはられた情報は、前頭前野で理解・判断されます。その後、自己報酬神経を介し、海馬回・リンビックの機能を働かせながら「ダイナミック・センターコア」のなかで情報がぐるぐるめぐることによって、考えや心、記憶が生まれていくわけです。

そして、「ダイナミック・センターコア」の前に位置する前頭前野と線条体の間に介在するのが、この章で取り上げる「自己報酬神経群」。自己報酬神経群は、情報が考えるしくみに向かっていくときの「通路」であり、その名前のとおり「自分自身に対する報酬＝ごほうび」を与えられることによって機能する神経細胞群です。

人間の脳のなかには、情報の流れにおいて、自分へのごほうびをモチベーションとして機能する部位があるのです。そして脳内の情報の流れからわかるように、自己報酬神経群が働かなければ、脳は思考力を十分に発揮できず、考えや心、記憶も生まれにくくなってしまいます。自己報酬神経群の働きを阻害するような習慣は、脳のパフォーマンスを落としてしまうのです。

また、自己報酬神経群を働かせるのは、「ごほうびが得られた」という結果ではなく、「ごほうびが得られそうだ」という期待であることに注意が必要です。

わかりやすくいえば、「ごほうびが得られそうだ、得るためにがんばろう」と脳がとらえるからこそ、それがモチベーションとなり、その後の思考力や記憶力が存分に発揮されるということです。つまり、自分から「ごほうびを得るためにがんばろう」という主体性が伴わなければ、自己報酬神経群は働かないのです。

ごほうびや報酬というと「もらうもの」というイメージがありますが、脳にとってのごほうびは、ぼんやりと待っていて得られるものではありません。自己報酬神経群について知るうえで、「主体性」は非常に重要なポイントになります。

脳にとっての「報酬」とは

では、脳にとっての「ごほうび」とはどんなものなのでしょうか。

ごほうびや報酬というと「自分に何かしらの利益をもたらすこと」というふうにとら

えがちですが、脳にとってのごほうびは、利己的な損得の判断よりもっと広く、奥深いものです。簡単に説明すると、「うれしいと感じること」ということになるかもしれません。これは、自分の役に立つことだけでなく、目的や目標を成し遂げたり、人の役に立ったりすることが脳への報酬となることを意味しています。

脳神経細胞がもつ3つの本能を思い出してください。脳には、生まれながらにして「生きたい」「知りたい」「仲間になりたい」という本能があります。このうち、「仲間になりたい」という本能は、脳に「人が喜ぶことが自分にとってもうれしい」と感じさせます。つまり脳は、人のためになるとき、貢献心が満たされるときに、それを「自分にとっての報酬である」ととらえて、機能するようにできているのです。

もっとも、人間は置かれた環境などによって貢献心を失い、損得ばかりを重視するようになることもあります。これは、人間の脳が記憶にもとづいて働くためです。

たとえば、人と比較して勝ち負けにばかりこだわったり、子どものころから何事につけ勝つことを強いられていたりすると、負けたときに罪悪感を抱き、「他人を蹴落とさなかったので自分を守れなかった」というエピソードが記憶として残ることになります。

すると「自己保存」のクセが働いて、「人を蹴落としてでも自分を守りたい」「自分だけが得をすればよい」という気持ちが生まれてしまうのです。いわゆる〝損得勘定〟は、脳が生まれながらにしてもっているものではなく、後天的に身についていくものといえます。

競争の助長は、脳が機能するための貢献心を、損得勘定にすり替えている傾向があります。当初はもっていた貢献心が、「負けるのではないか」という思いにより、なくなってしまうのです。その意味で、いきすぎた成果主義は、本来的に脳がもっている力を削《そ》ぐことになりかねません。

実際、みなさんにも思い当たるふしがあるはずです。「自分さえよければいい」という人よりも、損得にとらわれず「あの人の喜ぶ顔が見たい」「この人のためにがんばりたい」と思える人のほうが、結果的にあらゆる面で力を発揮しているでしょう。

これは、脳のしくみから説明できることなのです。社会に貢献しようという気持ちで自己報酬神経群を働かせるほうが、自分のことだけを考えるよりも、脳にとって「よりよいごほうび」となります。さらに、自分だけでなく広く他人を思いやることは、それだけ期待できるごほうびを増やすことにもなるのですから。

「だいたいできた」と安心してはいけない

自己報酬神経群は、ごほうびへの期待をモチベーションとする機能があることは説明しました。これは逆にいうと、「できた、終わった」と思った瞬間、脳がモチベーションを失うことを意味しています。

つまり、まだ終わっていないのに、「できた」と思ってしまうと、自己報酬神経群が「もうこのことは考えなくてもよい」と判断するのです。

この自己報酬神経群の機能から、脳に悪い習慣が見えてきます。仕事や勉強をしていて、まだ完全には終わっていないのに、「だいたいできた」と考えることはありませんか？

これは、脳に「とまれ！」と言っているようなものなのです。

指摘されてみれば、みなさんにもおそらくご経験があるでしょう。仕事が「あと少しで完成するな」と思ってほっとすると、途端に能率が下がる。会議がそろそろ終わるころになると、決まってメンバーの集中力が途切れてくる……。

ここで強調しておきたいのは、脳にとって、途中で「完成した」「できた」「達成した」といった言葉は〝否定語〟である、ということです。「だいたいできた」ということは、実際は「まだできていない」はずですが、脳は「だいたいできた」という〝否定語〟によって、思考することをやめてしまうのです。

自己報酬神経群の働きをうまく活用するには、物事をもう少しで達成できるというときにこそ、「ここからが本番だ」と考えることが大切です。

人は物事が90％できていると、それでよしとしてしまいがちです。これは、脳の「自己保存」のクセが働いて、自分を甘やかしてしまうことが背景にあります。

しかし、とらえ方を変えれば「あと10％もできていない部分がある」ともいえるわけです。

物事を達成する人と達成しない人の脳を分けるのは、この「まだできていない部分」「完成するまでに残された工程」にこだわるかどうかなのです。

これは言い換えれば、「まだできていない部分を具体的に認識する必要がある」ということでもあります。

たとえば、試験を終えて帰ってきた子どもに「どうだった?」と尋ねたとき、「だいたいできた」と答える子どもは、あまり成績が伸びません。「ここがダメだった」と具体的に言え、そのできなかった部分にこだわってこそ、勉強ができるようになるのです。「自分はだいたいできている」と思うと、自己報酬神経群は働かなくなってしまうのです。

私は、脳のしくみにもとづいて、北京オリンピックの競泳チームに「いかにして勝つか」という観点でアドバイスした経験があります。NHKの『クローズアップ現代』でも私が競泳陣の選手に講義する様子やその成果が取り上げられたので、ご覧になった方もいるかもしれません。

このときに選手たちに話したことの一つは、自己報酬神経群の働きから、「途中でゴールをゴールだと思った瞬間に、ただの選手になる」ということでした。本人は命がけで泳いでいるつもりでも、脳は「そろそろゴールだ」と思うと「もうがんばらなくていい」と判断してしまうのだということを説明したのです。

図2　ゴールを意識するかどうかで、脳の血流は変わる

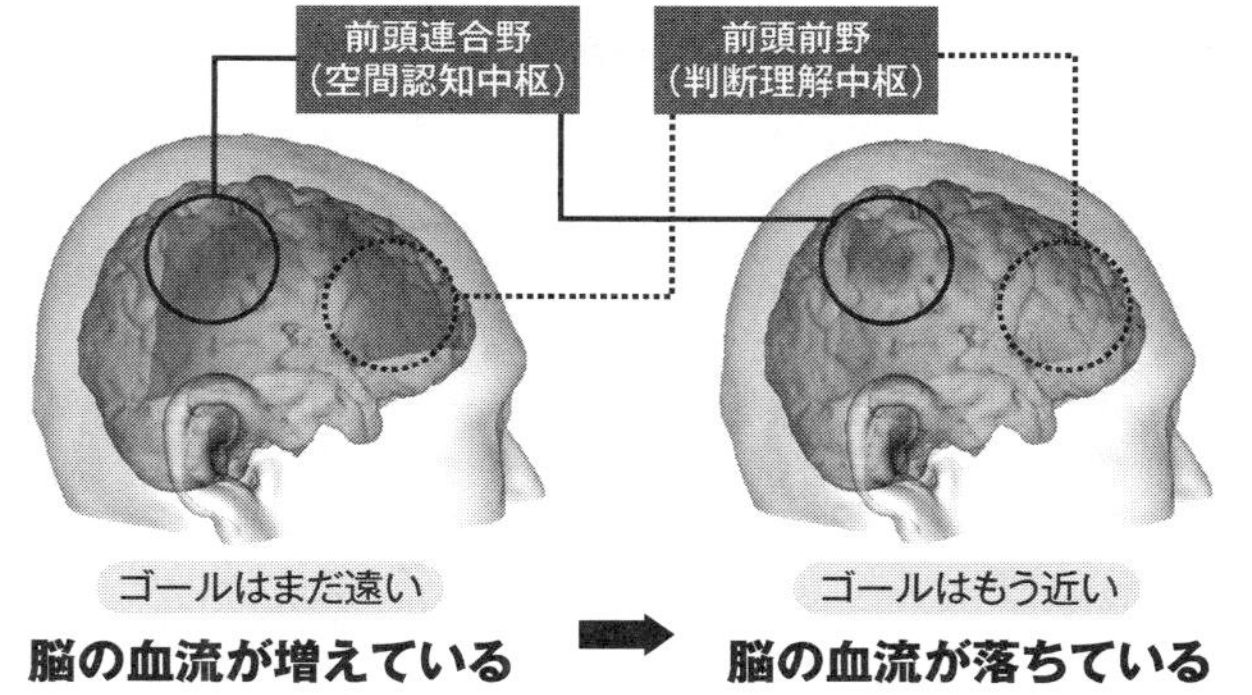

1分間50回のタッチパネル運動で、残り20秒の時点で、ゴールが近いことを意識すると、脳の血流が激減する。（諏訪東京理科大・篠原菊紀先生との共同実験）

実際に「そろそろ終わりだ」という情報を与えると、脳の血流が落ちてしまう現象を初めてとらえたのです（図2参照）。番組では、タッチパネルを使った単純なゲームに取り組んでいる人の脳血流を測定しながら「まだゴールではない」という言葉をかけ続けたケースと、途中で「そろそろゴールだ」という言葉をかけたケースの比較結果を紹介しました。「そろそろゴールだ」という言葉をかけると、脳の血流が落ち、ゲームの正解率はダウンしてしまうのです。

　とはいえ、水泳のようにゴールがわかってしまう場合、それをゴールと思わないのは難しいのも確かです。選手たちからも、どうすればいいかという質問が出ました。

そこで私は「ゴールまでの最後の10メートルを、自分の〝マイゾーン〟であると思ってください。仲間になりたいという脳の本能を活かし、水と一体化するのです。そして、マイゾーンに入ったらこっちのもの、そこからぶっちぎりで引き離すから絶対に負けない、と考えましょう」とアドバイスしました。こうした考え方を導入することで、同じ地点にいても、「これでゴールだ」と思うのではなく「ここからが勝負だ」という意識をもつことができるというわけです。つまり、勝ち方に勝負をかけるのです。

選手たちは、私の話にとても真剣に耳を傾けてくれました。番組では私の講義に集中する北島康介選手の様子が紹介されましたが、北島選手はその2週間後に、世界記録を出したのです。

人間、誰しも「できた！」「達成した！」「ゴールだ！」と思いたいものです。高いハードルに挑んでいるときはなおさら「あと少しで……」と考えたくなるでしょう。

しかし、脳の機能を活かすには、「だいたいできた」はご法度です。一つの目標を成し遂げた後で「やった！」と思うことと、まだ終わっていないのに「ほぼ達成した」と思うことは、脳にとってまったく別の意味をもつことに十分留意してください。

達成まであと少しというときほど、「ここからが大切なのだ」という意識を強くもつことが大切です。

「無理かもしれない」と考えるのはNG

ゴールを意識すると、脳の血流が落ちるという話をしましたが、実はほかにも脳の血流を落としてしまうケースがあります。それは、「もうダメだ」「無理だ」などと考えることです。

みなさんは、仕事の途中などで「これをやり遂げるのは難しいな」「無理かもしれない」と思ってしまうことはありませんか？

こうした考えも、実は脳の「自己保存」のクセによる「自分を守ろう」という反応が過剰になった結果として生まれるもの。そして、いったん「無理かもしれない」と考えると、それが脳にとっての〝否定語〟として作用し、脳の思考力や記憶力をダウンさせてしまいます。「どうなんだろう？」と不安に思えば、情報はA10神経群へと戻って

「理解・判断」をやり直そうとしますから、思考が深まることのないまま、頭のなかでぐるぐると同じ回路をまわり続けることになってしまうのです。

困難な課題に取り組むときには、こうした思考にとらわれがちですが、脳のパフォーマンスを取り戻す方法はあります。それは、「なぜ難しいのか」を考え、対策を立てることに意識を集中することです。

ビジネスの現場などで、さまざまな理由をあげて平気で「無理だ」と口にする人がいますが、無理と言うことは思考停止を意味します。どんなことでも、できない理由をあげるのは簡単です。「できない」と言っているのは、脳が「自己保存」のクセにしたがって、できないことを正当化したがっている状態です。そこから一歩踏み出さなければ、問題はいつまで経っても解決できません。

私自身、救命救急の現場にいたころ、誰もが「もう助かりません」と言う患者さんを何度も診てきました。しかし「助からない」と言ってしまえば、そこですべては終わりです。患者さんの命がかかっているときに思考停止しているヒマはありません。

私は、どんなに追い詰められた場面でも、スタッフ一人ひとりに「いま、何をすべきか」を口に出して言わせていました。最後の最後まで絶対に助けるのだという想いをもち、「そのためにいま、具体的に何をすべきか」を考え続けてきたのです。「難しい」と言うヒマがあったら、その理由を一つひとつ解きほぐして、解決策を探すことが道を開く――私は、医療の現場で何度もそうした体験を重ねてきました。

ところで、みなさんはアテネオリンピックでジャマイカの短距離走者パウエルが金メダルを逃したときのことを覚えていますか？

パウエル選手は100メートル9秒74という記録をもち、金メダルが当然視されていたのです。しかし、金メダルは獲《と》れなかった。そしてレース後に「75メートルまではトップで、勝ったと思った。そのとき横を走る選手の足が見え、まずいと思った。自分がなぜ負けたのかわからない」という内容のコメントを残しています。

もうおわかりですね。そう、パウエル選手は二重の意味で脳の機能を低下させていたのです。レースがまだ終わっていないのに、「勝った」と思ってしまった。そのうえ途中で、「負けるかもしれない」と脳にとっての〝否定語〟を思い浮かべてしまった。このようなとき、メディアなどでは「油断した」などと表現されますが、単に「油断」でかたづけていては、同じ過ちをくり返すことになります。パウエル選手が負けた原因は、脳のしくみを知らず、最大の勝負どころで脳のパフォーマンスを落としてしまったことにあるのです。

なぜ「言われたことをコツコツやる」が脳にとって悪いのか

自己報酬神経群をよく動かすためには、決断・実行を早くし、達成に向かって一気に駆け上がることが必要です。

一般に「コツコツとやること」「一歩一歩、着実に進めること」は、ほめられこそすれ、否定されることはないでしょう。しかし、「コツコツ」や「一歩一歩」には、「失敗しないように慎重に進めよう」という「自己保存」のクセが隠れています。この「失敗しないように」という考えは、「失敗するかもしれない、失敗したらどうしよう」という考えと表裏一体のものなのです。

先に説明したように、「失敗するかもしれない」は脳にとっての〝否定語〟です。また、「慎重に一歩一歩」とゆっくり物事を進めていると、どうしても集中力が落ちてしまうし、完成が近づいたときには「そろそろ終わりだな」と考えてしまいます。結果的に最後までやり遂げないまま、「だいたいこんなところでいいだろう」と妥協してしまうことになりやすいのです。

この「決断・実行を早くし、一気に駆け上がる」というスタンスは、仕事やスポーツなどで勝負をかけるシーンではとくに重要です。勝ち負けばかりに執着すべきでないとはいえ、人生では「ここぞ」という勝負どきがあるのです。

みなさんは、「コツコツ」や「一歩一歩」というスタンスは大切である、と聞かせられて育ってきたことでしょう。いきなり「それではダメだ」と言われると驚かれるのではないかと思います。

しかし、脳の達成率を上げ、集中してことを成し遂げるためには、「コツコツ」は間違いなのです。仕事の大きな課題をやり遂げようとする、スポーツで勝負に勝とうとするといった場面で達成率を上げるには、全力投球が必要なことは言うまでもありません。全力投球することと「コツコツ」は、まったく別のものです。「達成すること」より前に、「どう達成するか」などの達成のしかたを追求し、最後の詰めに執着することで、脳はもてる才能を最大限に発揮できるようになるのです。

また、一気に駆け上がるというときに、目標を高いところに設定しておくことも大切です。ある実験によると、人間のポテンシャルは最大で130％まで引き上げることができるとされています。あまりに現実味のない目標設定をすると、脳が「自己保存」に走って、「無理だ」という気持ちが生まれてしまうので注意が必要なのですが、最初に「100％以上、130％を目指す」という心持ちでスタートすると、集中力が増し、脳の達成率をアップすることができるのです。

目的と目標は分けなければ達成できない

「達成に向けて一気に駆け上がる」というときに大事なのが、脳に対して明確に「目標」を決めてやることです。

みなさんは常日ごろ、「目的」と「目標」を分けて考えていますか？

たとえば「がんばって契約を取ってきます」というのは、ただの「目的」です。

「目標」とは、契約を取るために何をするか、やるべきことを具体的にしたもののことをいいます。ということは、目的を達成するためには、いくつもの目標があることになります。しかしながら、それを明確にしないまま「がんばります」と言う人は少なくありません。

根性論で「がんばります」とだけ言っていても、脳は何をがんばればいいのかわかりません。「がんばります」は、脳にとっては意味不明な言葉なのです。

また、「がんばること」自体が目標になってしまうと、目的を達成しなくても「がんばったから」と納得してしまい、いつまでたっても目的を達成できないという悪循環に陥ることになりかねません。よく「がんばります」「今日はがんばった」などと口にしている人は、要注意です。達成すべき目標や、今日は何を達成したのかを具体的に言えるようにしておく必要があるのです。

目的と目標を混同しているわかりやすい例として、「金メダルを獲ります」という表現があげられます。金メダルを獲ることに目的を置くこと自体は問題ないのですが、それだけを念仏のように唱えてやみくもにがんばっても、達成は望めません。金メダルを獲るために必要なこと、克服すべき課題などを目標として整理し、その目標に向かって、常に最大限の力を出して駆け上がらなければならないのです。

また、ときおり耳にする「ノーミスでがんばります」というのも、脳に悪い考え方の例といえます。まず、「ノーミス」と言っている時点で、それは脳にとって「ミスしないようにする」という〝否定語〟を含み、「ミスするかもしれない」という考えを生みやすくするからです。

脳を正しくがんばらせるには、「具体的に何をするか」「いつまでにするか」「今日は何をするか」などの目標を明確にする必要があります。

先ほど達成率を上げるための方法として「130%を目指す」ことをおすすめしましたが、最初のうちは、目標を無理に高いレベルに置く必要はありません。

それよりも、確実にこなせる目標を立て、達成することで自信を生むことがポイントです。最初に「無理だ」と思ってしまえば脳は働いてくれませんから、まずは達成して自信をもつことを習慣づけることが先決。自己報酬神経群は、自信を生む「うれしい」と感じる経験を重ねることで、「次に達成すれば、またあのうれしさを味わえる」ことを覚えます。目標達成のくり返しが自己報酬神経群を鍛え、脳は二次関数的に力を発揮するようになっていくのです。

目的と目標の両方を定め、紙に書いてはっておくなどして、脳に対してはっきりとがんばるべき方向性を決めることを習慣にしましょう。これができる人とできない人では、脳のパフォーマンスに雲泥の差がつきますから、今日からぜひ実行してください。

ところで、目的と目標を分ける効果は、プロジェクトの遂行やスポーツ選手の強化といったシーン以外にも、身近ですぐ活かせる場面が多くあります。

たとえば、みなさんはゴルフをすることはあるでしょうか。ゴルフが趣味だという方なら、パッティングの技術を身につけて成功率を上げたいと願っていることでしょう。実はパッティングにおいても、目的と目標を分けて、目標に集中することが大変有効です。

パッティングでは、よく「ボールの軌跡をイメージして打つとよい」と言われます。しかし、ボールが転がる軌跡をいくらイメージしても、途中でボールの転がりが遅くなり、手前で止まってしまうことが少なくありません。

成功のポイントは、実はカップインするボールの軌跡ではなく、どうボールを転がすか、転がし方に集中して打つことにあります。より手近で具体的な目標を「よいボールの転がし方」に置くと、パッティングの姿勢も自然と正しくなり、パターの芯でボールが打てるようになるのです。

「目標を手近に、具体的に置く」ことで達成率が上がるシーンはたくさんありますから、ぜひ日常のさまざまな場面で応用してください。

目標をコロコロ変えてはいけない

仕事や勉強などのシーンで、「売り上げをアップする」「試験にパスする」といった目的はそう簡単に変わるものではないでしょう。

しかし、達成するための目標をコロコロ変えてしまうケースは結構多いはずです。「毎日、英単語の書き取りと音読をして10語ずつ覚える」と目標を決めたのに、どうも効率が悪い気がして「英単語の問題集を毎日10問解くことにしよう」と方法を変える――このように「ダメだから次はこうしよう」と目標を簡単に変えるのは、実は脳にとっていいことではありません。

目標を変えるのは、おそらく、やり方や要領のよりよい方法を考え、「このほうがうまくやれる」と考えた結果でしょう。しかし、効率を重視して目標を変えてばかりいると、結局のところどれも達成できず、目的もかなわないということになってしまいます。

これは、次々と新しい目標が現れると、脳の「自己保存」のクセが働き、「どうせまた目標が変わるかもしれない」「今度の目標は達成できるのだろうか」という気持ちが生まれ、全力投球できなくなってしまうからです。

先ほど「達成する習慣づけが大切」ということを説明しましたが、目標をコロコロ変えるということは、「達成しない」という経験を積み重ねることになるのです。

こうした脳のしくみにもとづけば、一度決めた目標は簡単に変えず、一気にやり遂げることが大切だと理解できるでしょう。「途中でいいアイデアが出ても無視する」ということではありませんが、新しいアイデアに走るよりも、まず先に決めた目標を一気にやり遂げるということが、自己報酬神経群の働きを高めるのです。

達成し完結するということは、脳にとって最高の喜びです。それがなかなか起こらないと、脳は本気になれなくなり、常に「半分だけ様子を見ながらやる」習慣が身についてしまいます。

こうした観点でいうと、目標が目的に対して適切であるかをしっかり見定めておくことも大切です。それでも途中で「どう考えてもこれではダメだ」と思う場合は、その理由を明確にし、同じ轍《てつ》をふまないように目標を決め直します。「なんとなくやり方を変えてみようか」というのはNGです。

私が救命救急のチームを率いていたときは、この「目標を簡単に変えない」ということを徹底していました。目標は全員で討議し、私の一存だけで決めないのはもちろんのこと、途中でもっとよさそうなアイデアが思い浮かんだとしても、まず決めた目標を達成することに強くこだわったものです。

もちろん、新たなアイデアについて調べたり、よい部分を取り入れたりすることはあります。ときには目標を置き直すことも必要です。しかしそういったときには、必ずもう一度チーム全員で討議し、目標を決め直していました。これは、脳のしくみにもとづき、チーム全員が目標に対して、迷うことなく全力投球するために必要なことだからです。

上司や指導者に対して従順になるな

自己報酬神経群は、「自分からやる」という主体性をもって、考えたり行動したりしないと機能しません。「上司が言ったから」「先生に指示されたから」というように誰かに対して従順になると、物事が「理解」できても、「思考」が働かないのです。

もちろん、部下や教え子という立場なら、上に立つ人の指示をまったく受けないわけにはいかないでしょう。しかし、指示されたときに「ただ言われたとおりにやればよい」という態度で臨むのはNGです。「自分がやるからにはもっとよくしてやろう」と、「自分から」というスタンスをもつことが必要です。

自分では「上司や指導者に従順」というつもりがなくても、安心はできません。主体性という観点で考えると、周囲にすぐ「どうすればいいですか」と質問ばかりしている人にも、同じ問題があるといえます。わからないことがあったときに自分で考えることをせず、その場限りの対処法を聞いてすませていると、いつまでたっても自分の脳で解決策を考え出す力はつきません。

「言われたから」「先輩に教わったから」などという〝他人任せ〟の姿勢では、自己報酬神経群が働かず、脳の考える才能はとまってしまいます。アイデアが生まれなくなり、独創性にとぼしくなるだけではなく、「言われなければ何もわからない脳」をつくることになるのです。

また、何か失敗すると、すぐ責任を周囲のせいにする習慣がある人も注意が必要です。悪気がなくても、つい「上司が言ったから……」「この環境ではしかたがない」「自分は悪くない」などと口にしてはいませんか？

主体性をもつということは、同時に「失敗したら自分の責任である」という覚悟をもつことでもあります。逆にいえば、人のせいにできるということは、主体的に取り組んでいないことを証明していることにもなるのです。

〝ここぞ〟というときにリラックスをしてはいけない

大事なプレゼンを控えたときや自分の今後を左右する試験に臨むとき、重要な試合の前など〝ここぞ〟という場面で緊張を覚えるというのは、誰しも経験があることでしょう。こうしたシチュエーションで、よく「もてる能力を発揮するには、緊張していてはダメだ。リラックスしたほうがよい」と言う人がいますが、これは大きな誤りです。

緊張感は身体の調子を上げる役割をもっています。気持ちが高まると、交感神経が刺激され、心臓や呼吸器が活発に働き、脳や手足に十分な酸素を送り込むのです。運動のエネルギーとなるブドウ糖も、交感神経が刺激されてアドレナリンが放出され、肝臓のグリコーゲンを分解することでつくられます。〝ここぞ〟というときの緊張感は、脳が身体の機能を最大限に活かすためのものであるといっていいでしょう。

そもそも、リラックスというのは休息状態のことで、これから何かを成し遂げようというときに脳や身体を休めておいてよいはずがありません。「目標に向かって一気に駆け上がる」というスタンスとも真っ向から対立しています。

もちろん、緊張しすぎると心臓がドキドキしたり、手や声が震えたりして力を発揮できなくなることはあります。これは視床下部にある自律神経が気持ちの高まりの影響を受けることによって、血中のカテコラミン濃度が上がり、筋肉を硬くしてしまうのです。

自律神経は自分の意思でコントロールすることができないのですが、呼吸によって間接的にコントロールする方法がありますから、そこでバランスをとることを覚えておくとよいでしょう。

息を吸うことは交感神経の働きを高め、息を長く吐けば副交感神経の働きを高めてくれます。過度の緊張とは、交感神経の働きが勝っている状態ですから、ドキドキしたり震えたりするときは、息をゆっくりと長く吐きましょう。このとき、ぐっと深く吐き出すために、腹筋を締めるのがコツです。過度の緊張を感じるときはもちろん、緊張しやすい人は、日ごろから呼吸法を意識してトレーニングするのがおすすめです。

私は救命救急センターで働いていたころ、毎朝、起き上がる前に息を深く吐いて、副交感神経を高める訓練をしていました。というのも、難しい手術に立ち向かうのに、緊張で手が震えては話にならないからです。

緊張すること自体は、自分の脳のパフォーマンスを最大限に引き出すために大変重要なこと。リラックスしようとするのではなく、バランスのとれた適度な緊張を維持できるように心がけましょう。

マニュアルどおりにやらせるな

みなさんが親や指導者、上司という立場にある場合、自己報酬神経群の働きを理解しておかないと、子どもや部下たちの能力を引き出すことができません。ここからは、上に立つ人たちがやめるべき習慣について説明しておきたいと思います。

ここまで読み進めていただければ、自己報酬神経群を働かせるには「自分でやってやる」という意思をもたせ、自主性が歓迎される雰囲気をつくることが大切なことはおわかりでしょう。そして、やめるべきこととして真っ先にあげられるのが、マニュアルをつくって、それに従わせることです。

マニュアルは個人の属性によるばらつきをなくし、無駄を省いて効率を高める効果があるために、安易に導入されています。しかし、仕事や役割をマニュアル化すると、当然のことながら主体性を大きく損なうことになります。結果的に部下や子どもたちの考える力を落とし、自ら発想できる人材が育たない環境をつくってしまうのです。

それではマニュアルをやめさえすればよいかというと、それだけではまだ足りません。親や上司、指導者などが「ああしなさい、こうしなさい」と指示を出してばかりいては、マニュアルそのものがなくても、主体性の発揮を妨げます。とくに子どもの場合、失敗したときに「こうすればよかったのに」と責めるようなことを言うと、罪悪感をもち、「自己保存」のクセが強くなって「言われたとおりにして失敗を避けよう」とばかり考えるようになってしまいます。こうなると、本来子どもがもっている脳のポテンシャルはまったく活かされなくなります。

子どもや部下に自主性をもたせるためには、上に立つ人がいい質問を投げかけることが大変効果的です。「君だったらどうする？」「君はどう思う？」「あなたはどうしたい？」など、自分で考えて意見をもつ習慣を身につけさせるのです。私も救命救急センターでは、チームのメンバーによく「どちらがいいと思うか」と尋ねるようにしていました。

とはいえ、指示されることに慣れていると、最初のうちは質問をしても、部下や子どもは答えられないかもしれません。そのような場合は、いきなり「どうすればいいと思う？」と尋ねるのではなく、「○○君はこういう意見だったけれど、君はどう思う？」などと例をあげながら聞いてみましょう。答えがわかりきった質問であってもかまいません。大切なのは、必ず答えを自分の口で言わせること。なかなか答えが出てこないと、のど元まで「なぜわからないんだ、こうだろう」という言葉が込み上げてくるかもしれませんが、ここはぐっと呑み込んで待つべきです。まずは主体性をもたせることが目的なのですから。

子どもが失敗したときは、「自分も同じ失敗をしたことがあるけれど、こう解決した」などと例をあげ、「次はどうしようか？」と質問するのが望ましい対応です。子どもに自分の頭で、同じ失敗をくり返さないための方法を考えさせるわけです。

一見、非効率的なアプローチだと感じるかもしれませんが、長期的に見れば、子どもが主体的に考える時間をとることが才能を伸ばすことにつながります。

会社においては、社員の自主性を高めて「自分でやってやる」という雰囲気をつくることは、仕事の達成率を上げるシステムをつくっていることを意味します。

部下の自己報酬神経群をいかに働かせるかが、会社の業績を左右するといってもいいでしょう。

一方的に指示だけして相手の意見を聞き出すことをせず、「主体的に仕事をしない」

と文句を言うのは、脳のしくみからすれば本末転倒なのです。

「気合だ」「がんばれ」と叫ぶのはNG

スポーツの試合の前などに、指導者が「気合を入れろ！」「がんばれ！」などと大声を上げるシーンをよく見かけます。仕事などでも、上司が部下に「がんばれよ」と声をかけることはよくあるでしょう。

こうした言葉をかけるのが、上司や指導者の愛情の表れだということはよくわかりますし、「がんばれ」という言葉を聞けば、気持ちが高まってＡ10神経群を刺激する効果はあるかもしれません。

しかし、試合で結果を出したり、仕事を達成したりするのに必要なのは「自分がやってやる」という考えをもつことです。残念ながら、「気合だ！」といくら叫んでも、自己報酬神経群は刺激されず、結果を生むための「思考」や「心技体」につながらないのです。

せっかく言葉をかけるなら、上に立つ人は脳のしくみをふまえて、そのときに本当に必要なひと言を選びたいものです。目的のために挑むべき目標が意識できているかを確認する、その目標に向かって一気に駆け上がるという達成のしかた、勝ち方へのこだわりを改めて意識させることなどがポイントでしょう。「気合だ！」と言う代わりに、たとえば「ゴールを意識するな、ぶっちぎりの勝ち方をしろ」と言えば、モチベーションと集中力を一気に高められるはずです。もちろん、むやみに大声を上げる必要はありません。

脳に悪い習慣は勇気をもってやめる

本章の終わりに自己報酬神経群を働かせるコツをまとめると、「目的と目標を明確にし」「ゴールを意識せず」「主体的に、自分がやってやるという意思をもって」「達成のしかたにこだわる」「目標の達成に向けて一気に駆け上がる」――ということになります。

人はがんばろうとすればするほど、「契約を取るぞ」「ゴールするぞ」「優勝するぞ」といった結果にこだわってしまいます。

しかし、目的を達成したいのであれば「優勝するためにレースをどう進めるか」「契約を取るために、いつまでに何をするか」というプロセスにこだわることが大切なのです。

また、途中で「終わった」「勝った」「完結した」は脳にとって「もう働かなくてもいいよ」という〝否定語〟であることを忘れないでください。

自己報酬神経群が働くしくみを知ると、これまではよいことだと思い込んでいた習慣のなかに、実は脳のパフォーマンスを落とすものが含まれていることがよくわかります。それをやめるというのは、ときに勇気がいるかもしれません。

先に、北京オリンピックの競泳チームに向けて講義を行ったことに触れましたが、実はこのとき、私はそれまでの常識ではとても考えられないようなアドバイスをしました。

これは水泳に限らないのですが、通常、代表選考会が終わった後というのは、練習のペースを落として疲れを取るのが一般的です。その後、合宿で体調を整えながら調子を上げて、本番に臨もうというわけです。

しかし、一度ペースを落とすということは、目標に向けて一気に駆け上がるという脳医学的な達成のセオリーからはずれています。私の意見は、「選考会に向けて伸ばしてきた力を落とすことなく、本番までさらにいままでの限界を超えて、全力で泳ぐ極限の練習を続けるべきである」というものでした。

私は、水泳に関して専門知識があるわけでもなければ、指導のプロでもありません。その私がこれまでの常識に反する意見を言っているのですから、受け入れられなくても無理はない、少しでも何かの参考になれば、という気持ちでアドバイスしました。

ところが、日本代表の上野広治監督や選手たちは私の意見を聞き入れ、北京オリンピック直前のアメリカ合宿で極限の訓練を実施したのです。

選手たちからは、「こんなに合宿が大変だったことはない」という言葉がもれたそうですが、結果はみなさんご存じのとおり、日本競泳陣はすばらしい活躍を見せてくれました。

上野監督から「記録がどんどん伸びています、先生のアドバイスのおかげです」というお礼の電話をいただいたときは、積み上げてきた脳医学の理論が役立ったことを非常にうれしく思ったものです。

みなさんもぜひ、脳のしくみをふまえて習慣を変えてみてください。きっとご自身の脳が、これまでにない力を発揮してくれるはずです。

第4章　脳に悪い習慣④

――常に効率を考えている

どのように「心」が生まれるのか

A10神経群で「好きだ」「おもしろい」など「感情」レッテルをはられた情報は前頭前野に到達して「理解」され、自己報酬神経群を介して「ダイナミック・センターコア」へと伝わっていきます。

「ダイナミック・センターコア」とは、「思考」を生む脳の機能の集まりです。

前章までは、わかりやすいように、脳の機能を切り分けてお話ししてきましたが、実際の脳のしくみはきれいに区切って説明できるほど単純ではなく、さまざまな部位がオーバーラップしながら働いています。

「ダイナミック・センターコア」はA10神経群や前頭前野、記憶をつかさどる海馬回・リンビック、線条体や視床などを含んだ概念です。脳のなかでは「ダイナミック・センターコア」の複合的な機能によって情報が「思考」にもち込まれ、「考え」や「心」や「信念」といった形のないものが生み出されます。

実際、人間にとって「心」のよし悪しというのは、非常に重要なものでしょう。

しかし、「心」という言葉を日常的に使いながらも、実はそれが何を指しているのかは自明ではないように思います。単なる「好き嫌い」を「心」と誤解している人もいるかもしれません。

ところが、脳のしくみを知れば、一つ明確にわかることがあります。それは、好き嫌いなどの感情を伴った情報が「ダイナミック・センターコア」に達し、「思考」されることによって初めて「心」が生まれる、ということです。

つまり、人間の「心」とは、思考することを介してのみつくられる、高次元なものなのです。

そして、この「心」を生む脳のしくみは、説明してきた脳神経細胞やA10神経群、自己報酬神経群や「ダイナミック・センターコア」の働きを高めることが、「よい心」をつくるということを示唆しています。

思考に欠かせない「ダイナミック・センターコア」とは

みなさんは、ナイアガラの滝にある「ワールプール」をご存じでしょうか。

ナイアガラの滝の下流には、その水流と特殊な地形から、水が常に渦を巻いているポイントがあります。「ワールプール」とは、この消えることのない渦のこと。ニューヨーク州立大学のJ・スコット・ターナー准教授は、この「ワールプール」によって一つの生存圏が形成されていることに注目し、著書に取り上げています。水が混ざり合い、霧が立って藻や苔が発生し、そこに魚や鳥たちが集う——「ワールプール」は、生命を生み出す水の流れである、と。

「ダイナミック・センターコア」は、まさにこの「ワールプール」のように、消えることのない渦巻き型の神経回路をもっていると考えられます。というのも、人間の脳は何度でもくり返し思考することができ、そこから新しい考えや心、信念を生み出しているからです。

「ダイナミック・センターコア」のなかの神経回路を見ると、2つの流れがあることがわかります。それは、人間の脳には「渦巻き」が2つあるということです。

回路はいずれも前頭前野を巻き込んでいますが、うち一つは感情を生むA10神経群を通っています。そしてもう一つは、感情中枢を巻き込まず、記憶機能と深くかかわる回

図3　2つの渦巻きから心と信念が生まれ、考えに至る

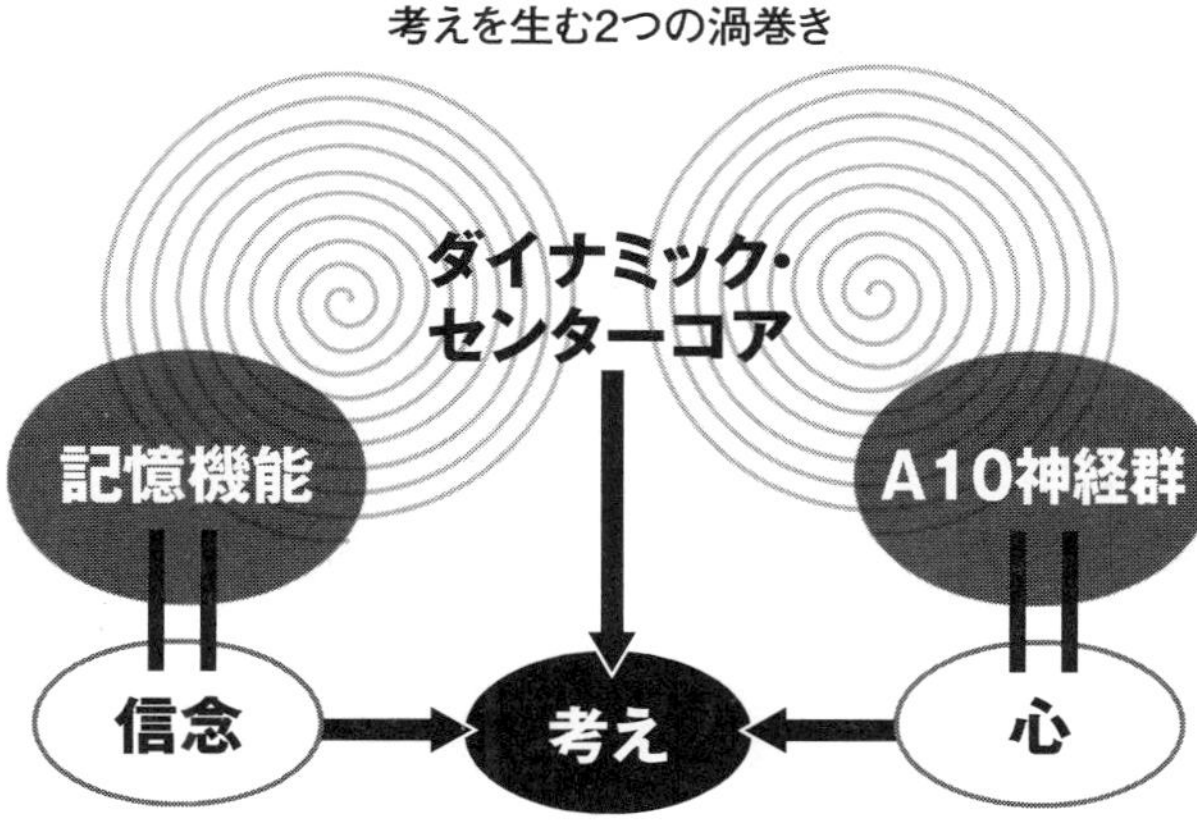

路を形成しています。つまりこの2つの回路の流れを見ると、A10神経群を巻き込んだ渦巻きが感情を伴う「心」を生み、記憶機能を巻き込んだ渦巻きは、過去の記憶と情報を照合することで「考えの正当性＝信念」を生み出していることが読み取れるのです（図3参照）。

わかりやすく整理しておきましょう。

「心」とは、感情と思考によって生まれるもの。よい心をつくるには、考えることやプラスの感情を高めることが必要です。

「信念」は、思考の過程において脳が「統一・一貫性」を判断するしくみを使い、主に記憶との情報照合によって生まれます。この

ため、筋が通らないものを受けつけません。その一方で、多数派に同調しがちであるという「統一・一貫性」のクセによって、ときに誤った考えや信念が生まれることがあります。これは、脳の弱点といえるでしょう。

もう一つ、この2つの神経回路が融合する部分には、興味深い特徴があります。それは、情報のインプットとアウトプットに使われる神経伝達路の数を調べると、アウトプットのほうが少ないということです。情報が出るルートよりも、入るルートのほうが多い——これは、脳のなかに一時的に情報が留まり、思考する時間を取ることが可能になっていることを示しています。

このように「ダイナミック・センターコア」には、感情を含んださまざまな情報が流れ込み、留まり、そしてくり返し2つの回路を流れることによって、信念や心、考えが生まれていると考えられます。

効率を重視してはいけない

「ダイナミック・センターコア」のしくみを知ると、人間の思考とは、くり返し考えることによって高まるものであることがわかります。つまり、すばらしい考え――独創的なアイデアや新たな発見は、何度も何度も思考することによって生まれるのです。

これは、思考のくり返しによって磨かれたアイデアと、単なる思いつきが、その意義や完成度において、まったく別のものであることを考えてもよくわかります。

もちろん、くり返し考えるといっても、回数さえこなせばいいというわけではありません。適当に考えるのではなく、緻密に理論の隙間がないように詰めていく必要があります。隙間を見つけたら、そこを埋めるように吟味するのです。

また、まだ隙間があるのに「これでだいたいわかった」と思ってはいけません。脳にとって「わかった」は、「これ以上考えなくてよい」という完結を示すものであり、思考がそれ以上、深まらなくなるというのは前章で説明したとおりです。

「くり返し考える」というと、先に説明した「決断・実行を早くする」ことと相反するのではないかと思う方がいるかもしれません。しかし「くり返し考える」ことと「決断・実行を早くする」ことは、矛盾するものではありません。

日ごろから物事を正しくとらえる観察眼を磨き、問題についてくり返し深く考える習慣を身につけていてこそ、ここぞというときに決断・実行を早くすることができるようになるのです。

何度も思考をくり返すと、それまで常識だと思い込んでいたことに対して「もしや」という思いが生まれることがあります。これは、見境なく常識を疑うということとは、意味が異なることに留意してください。緻密にくり返し考えることで隙間が見え、常識の誤りに気づき、それを打ち破るという思考の過程こそが、斬新なアイデアや発見を生み出していきます。

私自身、脳のしくみをふまえ、くり返し考えて、緻密にアイデアの隙間を埋めていくことを常に意識し、それを習慣にもしてきました。

そして実際に、脳に重大な損傷を負った患者さんを助けるという、画期的な脳低温療法の完成につながっていったのです。少し、このときのお話をしたいと思います。これを自慢話と誤解しないでください。脳医学的な情報がいかに日常生活に活用できるものであるかということを、みなさんに知ってほしいのです。

先に、私が救命救急センターで「瞳孔が開いた患者さんであっても、ケタ違いの医療によって社会復帰させる」と掲げていたことに触れました。

しかしそれまで、瞳孔が拡大したり呼吸が止まったりした患者さんは、すでに生命を維持する基幹部分である脳幹が壊れているので、治療できないとされていました。私に「瞳孔が開いて脳波もない患者さんは、脳幹が壊れているのだから、命を助けても植物人間になってしまう。社会復帰させるなど無理だ」と言った医師もいたのです。

それでも私はあきらめていませんでした。不可能なものには、不可能である理由があるはずです。多くの人は「重症なのだからダメだ」というところで考えがストップしますが、私がしつこく考えていたのは「重症とされる状態において、何が脳をダメにするのか」ということです。

私は、「無理だ」と言った医師に尋ねました。「脳波がなくなれば、脳幹が壊れていると言いますが、脳幹の神経細胞が生きていて、その細胞膜の機能が落ちても、脳波は消えます。したがって瞳孔が散大し、たとえ呼吸が止まっていても、脳幹の神経細胞は死んでいると判断できないはず！」——同じ現象を前にしても、自分の頭で考えるか、すでにある判断基準に唯々諾々《いいだくだく》と従うかによって、導き出される結論は異なります。確かにその時点では、私は「何が脳を回復不能にするか」まで発見できていたわけではありません。しかし、緻密に理論を積み重ねて考えれば、たとえ瞳孔が開き、脳波がない患者さんであっても、脳機能を回復させられないと断言はできないはずでした。

いったい、何が脳をダメにするのか？　壊れゆく脳のなかで、何が起きているのか？何人もの重症の患者さんのデータにもとづき、私は救命救急センターのスタッフたちと毎朝定例的に議論を重ね、くり返し考え続けました。そして、酸素を吸入しても、その酸素を脳に運ぶヘモグロビンが脳で酸素を切り離せなくなるという思いもよらぬ現象や、血圧の低下と脳温の上昇の関係を突き止めたのです。

脳の損傷によるストレスで、体温や脳の温度が上昇すると同時に、一方では血圧が低下します。すると、脳の血の流れが弱くなって、ちょうど車のエンジンの温度を下げる水冷式ラジエータ作用が効かなくなるように、上昇していく脳の温度を下げることができなくなってしまいます。その結果、脳の温度だけが40℃から44℃まで上昇し、脳が壊れてしまう――この発見によって、体温と血圧を適切にコントロールする「脳低温療法」が生まれ、重症患者の脳機能を回復させる道を開くことができました。

この治療法を発表した当初は、従来の医学的常識からはずれていたことなどから、効果を疑問視する声がありました。しかし、実際に脳低温療法による治療の成果は上がり、救命救急センターでは、瞳孔が拡大した患者さんの約4割が回復を遂げるまでになったのです。「日大の救命救急センターでしかできない特殊な治療法だ」と言い出した医師もいましたが、もちろんそんなことはなく、現在ではアメリカの心停止患者蘇生治療のガイドラインにも採用されています。元サッカー日本代表チーム監督のイビチャ・オシム氏も、この脳低温療法によって元気になられた一人です。

くり返し考えること、そしてあらゆることを考えたつもりでも、「ひょっとしたら」と思ったら、手を抜かずに吟味すること。そのたゆまぬ検証と吟味のくり返しによって、すばらしい医師や看護師が育ち、脳低温療法といった画期的な療法も生まれたのです。

昨今は、効率性が過剰に重視され、くり返し考え、吟味することを無駄と考える風潮があるようです。しかし、効率だけを求めていては独創性は生まれません。脳低温療法が生まれる過程にも、振り返れば多くの無駄がありましたが、私はそのすべてが「必要な無駄」であったと思っています。「効率＝善」「無駄＝悪」という考え方は、単純すぎるといえるでしょう。

ところで、効率を追いかけてはいけないものとしてあげられるのが、学校教育です。子どもには、時間をかけてくり返し考える習慣をつけさせることが非常に重要なのですが、実際は効率的に点数を取ることに重点が置かれているようです。

試験の点数を学校や地域ごとに比較することがありますが、こうした比較は教育現場に「子どもにいい点数を取らせよう」という競争を生み、効率化の追求に拍車をかけかねません。

そもそも、なぜ試験を実施するのかをつきつめて考えれば、子どもをどう育てるかというコンセプトにもとづいたものでなくてはならないはずですが、いまの教育には肝心のコンセプトがないように感じます。試験でいい点を取れば「優秀だ」と判断するのは効率的ですが、試験でいくら点を取れても、社会で力を発揮できるとは限らないことに多くの人が気づいているはずです。

学校教育こそ、脳のしくみを理解し、それをふまえて行われなくてはなりません。子どもには効率を考えることではなく、「必要な無駄」があることを教えるべきであると思います。

くり返し考えることが、独創性を生む

くり返し考えるときは、要所、要所で考えを整理することが大切です。緻密《ちみつ》に思考を重ねていくには、途中で検証し、修正を加える必要がありますから、大事なことは考えっぱなしにせず、紙やパソコンを使って整理しておくのです。

人間の脳は、話すことで新しい思考を生み、考えを深めることが得意です。とくに女性は言語中枢が発達している人が多く、話し続けるうちにいろいろなことを思いつくものです。

しかし、これには少し注意が必要で、話してばかりいると、その場ではすばらしいアイデアだと思った「思いつき」が実はたいしたものではなかった……ということがよく起こります。会議や相談などが盛り上がっているときほど、考えを整理して検証・修正するというステップをふむようにしてください。

私が学会発表や講演に臨む際は、使用するスライドを1カ月前にはまとめあげるよう

にしています。これは、当日までの間にじっくりと内容を検証し、修正を加えていくためです。こうして一度、形にすることが思考を深めるポイントです。頭のなかだけで、いくらくり返し考えていても、なかなか思考の隙間には気づけないからです。

私の場合、スライドは多いときには400枚ほどになりますが、講演の日にはいつも、何も見ずに話すことができます。思考し、整理し、検証し、修正するというプロセスをくり返すことで、すべて頭に入ってしまうものだからです。

講演の最中に質問を受けても、自分が検証をくり返してきたことがほとんどですから、すぐ答えられます。よどみなく話すので「頭がいいですね」と言われることがあるのですが、私の脳が特別に優れているのではなく、実は脳のしくみにもとづいた手順をふまえているだけのことなのです。

みなさんのなかには、「ぎりぎりにならないとエンジンがかからない」という方もいるかもしれません。「早くやらなくては」と思いながらも腰が重くなってしまうのは、実は「なぜ早くやったほうがいいのか」を知らないことも一つの要因でしょう。

脳の機能を活かすには、大事なことは早いタイミングでまとめて、くり返し考え直すことが重要で、これが独創性を生む方法論であるといえます。脳のしくみを理解した方なら、きっと早めにエンジンをかける習慣を身につけられるはずです。

日記やブログで考えを整理することは脳にもよい

さて、紙やパソコンを使って考えをまとめることをおすすめしましたが、思考を深めるには、具体的にどんな方法が有効なのでしょうか。

手軽なやり方としては、日記を活用する手があります。私は、水泳選手に限らず、さまざまなプロスポーツ選手に脳機能の活かし方を話す機会があるのですが、優秀な選手たちはほとんど全員、日記を書いています。それも、最近は調子がいいといった漠然とした内容ではなく、「今日はここができた」「いまの課題はここにある」といったことを記録しているのです。

脳にとって必要な目標を意識し、またそれを何度も見直すことで思考を深められるという点で、こうした日記のつけ方は大いに参考にしたいところです。手帳やノートを使ってまとめるのはもちろん、ブログを活用してもいいでしょう。

思いついたことや考えたことを紙にまとめる場合は、できるだけ一つのテーマを1枚に集約するのがおすすめです。ノートであれば1ページ、あるいは見開きごとにテーマをまとめましょう。これは、めくるときに考えが飛ぶのを防ぐためです。

私が実践しているのは、パソコンで1枚のスライドごとに絵や図を使ってまとめる方法ですが、思考を図にするためには、論理的なつながりや筋道を考えなければなりません。つまり、くり返し考えなければ図解はできないわけで、何度も考えるということが自然に組み込まれているという点が「図や絵でまとめる」ことのメリットの一つといえます。

また、できあがったスライドを並べたとき、図や絵は視覚に訴えてきます。言葉だけで考える以上に、見えていなかった論理の隙間や隠れた意味が見えてくることがあるのです。みなさんも、ぜひ試してみてください。

本を1回読むだけでは学んだことを活かせない

本をたくさん読んでいることが自慢だという「ものしり」の人は、ちょっと注意が必要です。

次々と新しい本を読めば、知識は増えていくでしょう。しかし、「知っていることが多い」のと「思考力を発揮できる」ことは、まったく別のものです。楽しみのための読書は別として、みなさんが本を読むのは、そこに書かれていることを活用したいと思ってのことのはずです。思考はくり返すことで深まり、独創的な考えを生み出すのですから、本は「いかにたくさん読むか」ではなく「いかにいい本をくり返し読むか」に重点を置くべきなのです。

また、本を読むときは、いつでも素直に内容と向き合うスタンスをもつことが大切です。「これは知っている」「だいたいわかっている」などと思いながら読んでいると、脳が〝否定語〟に反応して、思考力や記憶力を損ないます。結局、書かれていることが身につかないということになってしまうのです。

本の内容が「身についた」というのは、どんな状態を指すのでしょう。

たとえば本書を例にとると、みなさんは「『気合だ！』と言っても意味がない」「ここぞというときにリラックスしようとするのは間違い」といった「結論」はすぐ理解できると思います。しかし、脳のしくみなどの背景をふまえて、他人が納得するように説明できるまでになろうと思えば、一度読むだけでは足りないのではないでしょうか。

この「知らない人にも論理的に説明できる」状態になって、初めて本の内容が「身についた」といえます。というのも、自分できちんと説明できないことに対して、脳は迷ってしまうものだからです。結論だけを追って本を読んでも、脳はそれを活かすことができないのです。

読書は、量よりも質です。いい内容だと思ったらくり返し読み、結論だけでなく背景までふまえて「迷わず論理的に説明できる」レベルまで理解を深めましょう。自分の頭を使ってくり返し思考することによって、内容が本当に身につけば、それを応用することもできるようになるのです。

「ダイナミック・センターコア」を邪魔する脳のクセ

「ダイナミック・センターコア」をよりしっかりと活かすためには、その特徴をふまえて注意しなければならないことがあります。それは、「統一・一貫性」や「自己保存」

という脳のクセが、独創的な思考を阻害することがあるという点です。

本章の最初に説明したとおり、「ダイナミック・センターコア」では、2つの思考の渦巻きが発生します。そしてそのうちの一方は「心」を生み、もう一方は記憶機能を巻き込みながら、「統一・一貫性」の作用によって「信念」を生み出すという機能をもっています。

つまり人間の思考は、心や信念を伴いながら形成されていくわけです。信念というのは一度もつと、なかなか変わらないものですが、これは「統一・一貫性」を守りたいというクセに加え、自分の考えを守りたいという「自己保存」のクセが働くことによります。

そして、信念を伴った思考は、2つのクセによって非常に逃れにくいものとなるのです。「持論に凝り固まる」「先入観や常識にとらわれる」といった反応は、もともと脳がもっているクセが過剰に働いた結果といえるでしょう。

しかし当然のことながら、持論や常識に固執したままで、独創的な思考を生むことはできません。脳のクセを理解し、そこからいかに解き放たれるかが、「ダイナミック・

センターコア」を活かす鍵となります。

頑固では「ダイナミック・センターコア」が活かせない

「一度決めたら、他人がなんと言おうと自分の意見は絶対に曲げない」……こういうタイプの人は、要注意です。

こうした頑固さというのは、ときに「こだわりのある人」「意志の強い人」といったニュアンスで肯定的にとらえられることもあります。確かに前述したとおり、目標をコロコロ変えることは脳にとって大変よくありませんし、目標を達成する強い意志は必要です。

しかし、ほかの意見を取り入れる余地がないほど一つの考えに固執し、「これが絶対に正しいはずだ」と思ってしまったら、それは脳の悪いクセが出ている証拠。「統一・一貫性」のために頑固になり、いったん正しいと思い込んでしまうと、脳はそれ以上、思考を深められなくなるのです。

人間の脳がもつ「統一・一貫性」のクセは、非常に強固です。それをはずすには、物事を考えるときに「自分を疑う」という視点をもち込む必要があります。言うのは簡単でも、なかなかできないものですが、これはそもそも、「統一・一貫性」が論理的な整合性判断に必要な作用で、人間の思考の基盤をなしていることに理由があります。

しかし、意識的にこの基盤をはずさなければ、独創的な思考は生まれません。世のなかで独創的だといわれる人が少なく、重宝される傾向にあるのは、それだけ「統一・一貫性」をはずすのが難しいことを示しているといえるでしょう。

「統一・一貫性」が思考に与える影響を理解すれば、そのしくみにもとづいて、問題に対処する力をつけることは可能です。思考を深める際は、「『統一・一貫性』に縛られていないか」と冷静かつ客観的に検証するスタンスをもつようにしましょう。

反論されてカチンとくるのはNG

「統一・一貫性」の作用で思考に信念が伴うと、他人の意見を聞くことが難しくなります。一生懸命考えたことと逆の意見を言われると、なおのこと「私の言うことがわからないのか」と持論を振りかざしたくなるでしょう。とくに、自分より立場が下の人が言う意見には、なかなか素直に耳を傾けられないものです。これは、「自己保存」のクセが働いて、自分の立場を守る気持ちが強くなるためです。

しかし考えてみれば、自分とは異なる意見を聞いたからといって、気分を害する必要はないはずです。それどころか、思考を深めるために大切な「自分を疑う」という視点を提供してもらえるのですから、脳のパフォーマンスを上げたいなら歓迎すべきことといえます。さまざまな意見を交換し合ってこそ、いいアイデアが生まれるということに、反論する方はいないでしょう。

近年さまざまな企業が「多様な人材を採用し、活かそう」という動きを見せています。会社という組織において、多様な人々がそれぞれの考えをもち寄ることが重要であることはいうまでもありません。

脳は、間違いを犯すものなのです。それを理解し、広い心でどんな意見にも耳を傾け、いい部分に目を向けていかなければ、独創的な考えは生まれません。

とりわけ、人の上に立つ経営者や上司、指導者といった立場にある人は、「自己保存」が働きやすく、間違いを犯しやすいといえます。

そもそも、なぜその立場にいるのか、何のための会社であり、仕事なのかという点に立ち返れば、立場を捨て、「統一・一貫性」をはずすことができるでしょう。

考えるときは4日ごとに間を置こう

「統一・一貫性」をはずすための心構えを先に説明しましたが、具体的に実践しやすい「はずし方のポイント」があります。それは、くり返し考えるときに「4日ごとに間を置く」ことです。

まじめな人ほど、また真剣なときほど、同じことを休まず考え続けてしまうものでしょう。しかし、ひとたび「統一・一貫性」にはまりこんでしまうと、いくら考え続けても、そこからなかなかブレイクスルーはできません。

実は、人間の脳には、あまり重要でないと判断した記憶は3〜4日経つと忘れるしくみがあります。日々膨大な情報に接して、さまざまなことを考えているのに、脳がパンクしないのは、この「忘れるしくみ」に秘密があるのです。前日の夕食のメニューは思い出せても、4日前となると何を食べたか記憶にない……というのは、こうした重要性の低い記憶が自動的に削除されるためです。

もし考えたことが本当に重要であれば、脳は4日経ってもきちんと記憶していますから、また考え直し始めることができます。しかし、4日経ってみてよく覚えていなかったり、あまりよい考えではなかったと感じたりするなら、それはあまり重要ではなかったということ。他人と意見がぶつかったときや迷いが生じたときは、いったんそれについて考えるのをやめ、4日経ってから改めて考えたほうがよいのです。

ただし、考えるのをやめる前に、一度考えたことを文章や図にまとめておくようにしましょう。整理し、4日間離れ、戻ってきて考え直すのです。

私自身、思考にこのサイクルをもち込み、さまざまな発想が生まれるようになりました。思考を整理する習慣のある人でも、「整理してから離れ、戻って考える」というところまでできている方は少ないのではないでしょうか。これは脳のしくみに従った方法ですから、ぜひ取り入れていただきたいと思います。

独創性はやり方次第で身につけられる

くり返し考えることや思考を整理することは、慣れていないと面倒に感じるかもしれません。とくに最近は、効率的なものをよしとする価値観が強まっていますから、「そんな悠長なことをしなければならないのか」と思った方もいるでしょう。

しかし、「ダイナミック・センターコア」の思考の渦は、そこでくり返し考えることでのみ、新しい発想を生むことができます。そして、新しい発想をきちんとまとめ、ときには自分を疑い、立場を捨てて人の意見を取り入れ、間を置いて考え直すことができて、初めて独創的な思考が可能になるのです。

本章で説明してきた「悪い習慣」を全部やめ、アドバイスをすぐに実行に移すのは、少しハードルが高いかもしれません。しかし、脳のしくみに従って思考力を磨けば、独創性は必ず身につけられます。どうかくり返し本書を読み、みなさんの頭でじっくり考えて、独創性をしっかりとものにしてください。

第5章　脳に悪い習慣⑤
――やりたくないのに、我慢して勉強する

脳はどうやって記憶するのか

「記憶力をよくしたい」と思っている方はとても多いことでしょう。

本章では人間の記憶とはどんなものかを説明し、記憶力を悪くしてしまう習慣を知ってもらうことで、脳がもっている記憶力を最大限に発揮する方法をお伝えします。

人間の記憶には「作業記憶」「体験記憶（エピソード記憶）」「学習記憶」「運動記憶」の4種類があります。

気づいたものや聞いたものなど脳が受け取った情報は、すべて作業記憶となりますが、これには長く記憶しておく必要のない情報が数多く含まれています。脳がパンクしてしまわないよう、作業記憶は前頭前野で止まり、重要でないと判断されると短時間で消えていきます。

では、人間の記憶として長く脳に残る、重要な情報とは、どんなものを指すのでしょうか。

体験記憶、学習記憶、運動記憶は、すべて脳の「考えるしくみ」が働くことを必要とします。これらの3つの記憶が生まれるのは、記憶中枢としてよく知られる「海馬回」を含む「海馬回・リンビック」であり、海馬回・リンビックは「ダイナミック・センターコア」のなかで起こる神経回路の流れのなかに位置づけられているからです。つまり、前頭前野で理解された情報が、「ダイナミック・センターコア」において思考されることによって、記憶が生まれるということです。

3つの記憶は、すべて「イメージ記憶」です。イメージ記憶とは、物事をそのまま記録するのではなく、いったん脳のなかでイメージをつくり、そのイメージを記憶することをいいます。

みなさんにも、記憶と事実が違っているという経験があることでしょう。「あのときAさんが一緒にいたと思っていたのに、後で聞いたら実際は参加していなかった」「CMを見て白っぽいパッケージの商品だと思っていたのに、店頭で探したらほとんどの部分が青いパッケージだった」……このような思い違いは日常茶飯事のはずです。

これは人間の記憶が、パソコンのようにデータを正しく格納して引き出してくる「直接的・客観的」なものではなく、イメージを介した「間接的・主観的」なものであるためです。

記憶が思考によって生まれるということは、同時に、常に誤りを含む可能性をもっていることも示しています。

一方で、記憶に思考が必要であることを知ると、物事をしっかり記憶するために必要な最初の条件が見えてきます。

脳がより思考力を発揮した情報は、より強く記憶に残るということですから、海馬回を機能しやすくするには、A10神経群や自己報酬神経群をとおして、強い情報として入れることが大切です。

つまり、何かを覚えるにはまずA10神経群でプラスの感情のレッテルをはることが大変有効で、また自己報酬神経群を働かせるために「これを覚えることは自分にとってうれしいことだ」「自分からやってやろう」というスタンスをもつことが、記憶力を高めるということです。

また、3つの記憶は、「ダイナミック・センターコア」で思考することによって生まれるので、心をこめて行ったことは強く記憶に残るといえるのです。

悔しい気持ちは脳の力を引き出す

記憶をつかさどる海馬回について、もう少し詳しく説明しておきましょう。
海馬回が破壊されると、人間は新しいことを覚えることができなくなってしまいます。しかし、古い記憶を忘れるわけではありません。つまり、古い記憶は、また別の部位が担っているわけです。

そもそも、記憶機能をつかさどる海馬回は「短期記憶中枢」であるので、人間の記憶は忘れやすくできているものといえます。人間の記憶のしくみは、主観に左右されて誤るものであると同時に、本来的に忘れやすいものであることも含んで成り立っているわけです。

また、海馬回は思考する機能ももっており、記憶力だけでなく、脳のパフォーマンス全体に深くかかわる部分でもあります。記憶の話から少し離れますが、この点についても解説したいと思います。

海馬回のすぐ近くにあって、海馬回をリードする役割をもっているのが扁桃核です。

扁桃核は危機感や悔しさを感じる機能をもつ部位であるため、危機感や悔しいという思いが海馬回を本気で働かせ、人間の脳のポテンシャルを引き上げるトリガーになります。

以前、剣道の達人の方から「本物の刀で対戦すると、有段者が素人に勝つとは限らない」というお話を聞きました。竹刀をもって戦えば、有段者が１００％勝てるのに、生きるか死ぬかという状況では、ともすれば素人が勝つこともある――これは、危機感が脳のパフォーマンスを最大限に引き上げることを示した例といえるでしょう。「窮鼠《きゅうそ》、猫をかむ」「火事場の馬鹿力」といった言葉は、人間がこうした脳の反応を体験的に知っていたことからできたものだと考えられます。

ちなみに、危機感のトリガーの話は、裏を返せば「たとえ実力が上であっても、負けてしまうことがある」ことを表しています。

スポーツなどで競り負けてしまう場合によく見られるのが、「自己保存」のクセが働きすぎて守りに入ってしまう反応です。選手同士が雪上でせめぎ合うスキークロスのレースなどでは、ぶつかりそうになった後ろの選手がはじかれてしまうことがよくあります。これは、「自己保存」が反応して「危ない」と思うことが原因です。逆に、もし前を行く選手に先に「危ない」と思わせることができれば、後ろの選手に勝機が生まれます。こうしたスポーツで「果敢に、積極的に攻める」ことがよしとされるのはこのためです。

扁桃核は、勝負の攻め際を決める際に、非常に重要な役割をはたしているのです。

また、日常生活においては「悔しい」と感じることが、脳の力を引き出す強力なファクターとなります。というのも、「悔しい、今度こそやってやろう」と思えると、自己報酬神経群が強く働くことになるからです。悔しいと感じられる「負けず嫌い」は、立派な才能であるといっていいでしょう。

記憶力をよくするには

記憶とはそもそも、忘れることが前提になっています。30代半ばを過ぎると、「アレがアレして……」など、言葉が出てこなくて「アレ」を連発する人が増えてくるようですが、脳が記憶するプロセスをきちんとふまえて取り組めば、「アレアレ」が減り、記憶をよりしっかりと残すことも可能になります。

記憶するプロセスをもう一度、確認しておきましょう。

脳では、まずA10神経群で、情報に感情のレッテルがはられ、前頭前野で理解し、自己報酬神経群を介して海馬回・リンビックを包含する「ダイナミック・センターコア」において思考し、記憶が生まれるのでしたね。

このプロセスは脳内では一瞬で起こるものですが、手順を正確にふまなければ、しっかり記憶することはできません。

A10神経群がプラスのレッテルをはった情報や、自己報酬神経群によって「自分にとってうれしい」と判断された情報は、思考する過程に入る段階で、情報が強くインプットされます。このことから、「おもしろくない」「嫌いだ」「役に立たない」と思っていると、記憶するのが難しくなることがわかります。

たとえば、資格試験などの勉強をしていて「こんな知識が実際に役に立つんだろうか」「細かい知識は、試験が終わったら忘れてもいいだろう。必要なときに調べれば足りるのだ」などと思ってしまうことはないでしょうか。

暗記しなくてはならないことが多いときほど、「試験に出るのだからしかたない」という気持ちにもなりがちです。

しかし、資格試験に出るということは、本来ならば「実際に現場で必要な知識をもっているかどうか」が問われているはずです。「試験のパス」ではなく、「その資格を使って、よりよい仕事をするのだ」という目的に立ち返れば、おのずと「自分にとって必要であり、役に立つから覚える」というスタンスが生まれてくるのです。

みなさんは、すでに自己報酬神経群を働かせるためには、主体性が重要であることを認識しているはずです。記憶力を高めるには、「人に言われたから」ではなく「自分から」覚えようとしなければならないことは言うまでもありません。

親が子どもにいくら「テストでいい点を取りなさい」と言っても、本人が「高得点を取ってやろう」と思わなければ、子どもの記憶力は発揮されません。自分から「覚えてやるぞ」と思うことが、学習記憶を機能させるのです。

好きなこと、感動したこと、主体的に取り組んだこと、心を込めたことは、記憶に深く残せます。一方、「我慢して勉強している」という状態では、どんなにがんばっても、脳がもっている記憶力は働かないのです。

「記憶力が悪い」という方は、記憶のプロセスのスタート地点に立ち返ってみる必要があります。

興味をもち、好きになり、おもしろいと思って取り組んでいますか？

人の話を感動して聞いていますか？

また、学習記憶には体験記憶が伴います。つまり、「どんな体験で記憶したか」が記憶の強さを左右するということです。好きな上司に教えられた、美人の先生に言われた、友達と一緒に感動したといった体験が、学習記憶を強くするのです。

こうした観点から、勉強する際に環境にこだわることはとても大切であるといえます。記憶力を上げたいなら、我慢は禁物なのです。

「名前だけ」を覚えるのはNG

記憶する際に興味をもつことが大切なのは、もう一つ理由があります。

脳は、さまざまな情報を重ねることで、より強く記憶するしくみをもっています。ということは、記憶すべき対象に興味をもち、重ねるための情報をより多く得ることが、記憶力を高めるポイントとなるわけです。

たとえば、みなさんがある人物を見たとします。目で見た情報は、脳の視覚中枢が受け止め、「ダイナミック・センターコア」で多くの神経群を通しながら「恰幅《かっぷく》がいい」「眼鏡をかけている」「やさしそうだ」といった情報を重ねていきます。

こうして重なっていく情報には、受け止めた印象や自分の感情まで含まれるわけです。つまりこれが、先ほど解説した「イメージ記憶」を形成するしくみです。

脳はイメージを介して、目で見たもの以上の情報をいくつも重ねて、記憶をつくり出している――このメカニズムからわかるのは、重ねる情報が多ければ多いほど、記憶はより強く正確なものになるということです。

たとえば、人の名前を覚えるのであれば、名前だけを記憶しようとするのではなく、その人に付帯した情報を合わせることによって忘れにくくすることができます。「美人だな」「背が高いな」「顔に大きなホクロがあるな」など、特徴が明確な人の名前は覚えやすいという経験はみなさんもおもちだと思いますが、これはその「美人だ」などと感じる情報が名前と重ねられ、記憶を強くするからなのです。

記憶力を高めるには、対象に興味をもって「どんな人か」「どんな仕事をしているのか」「姿形はどうか」「服装はどうか」などさまざまな角度から情報を得て、イメージをふくらませることがポイントです。

また海馬回には、複数の情報が入ることによって興奮し、機能が高まるという性質があります。ものを覚えようとするとき、文字を追うだけでなく、声に出して読んでみるなど、意識的に複数の情報を重ねることが有効なのはこのためなのです。

さらに、物事を単独でとらえるのではなく、関連性をつけることも記憶を助けます。歴史上の人物の名前を覚えるときに、名前の字面だけをがんばって記憶しても、すぐに忘れてしまうことでしょう。しかし、歴史のストーリーやほかの人物との関わりまで調べ、そうした知識のなかに関連づけて、いきいきとした一人の人間としてとらえることができれば、その名前もおのずと記憶に残るものなのです。

「だいたい覚えた」でやめてはいけない

何かを暗記するときには、完璧を期さなければなりません。「だいたい覚えたから、もういいだろう」と中途半端にするのはNGです。

そもそも、「だいたいでいいや」というスタンスは、自己報酬神経群の働きを阻害します。記憶を強くするための思考がしっかり働かないため、「だいたい覚えた」ことは往々にして不正確で、本人が思う以上にあやふやなものになってしまうのです。

「完璧に覚えたかどうか」を確認するためには、「覚えたことを人にきちんと説明できるか」「3日経っても覚えたことを言えるか」を判断基準にしましょう。

記憶は、理解し、思考するというプロセスを経て生まれるのです。完璧な記憶には、このプロセスが最後まで完了することが重要ですが、人に説明できるかどうかは、理解、思考、記憶の過程を追いながら確かめることになります。

また、脳にとって重要でない記憶が3〜4日ほどで消えてしまうことをふまえれば、時間を置いてチェックすることが必要といえます。

完璧な記憶は、こうした手順をふんで、くり返すことによって可能になります。

もちろん、くり返すときには、最初から記憶のプロセスをたどることが大切です。いつも興味を失わず、自主的に、新たな情報を重ねながら覚えていくのです。「また同じ話か」などと思って漫然とくり返しても、記憶はなかなか完璧になりません。「自分で再現できるかどうか」と問いかけ、「まだ完結していないのだ」と思いながらくり返すことが、記憶の質を高めてくれます。

脳のしくみを活かすと記憶力が高まる

ここまで読み終えたみなさんは、記憶力というものが独立してあるのではないことが理解できたことでしょう。

記憶とは、脳が考えるしくみを通して発生するものなのです。その意味で、記憶力を高めるためには「脳神経細胞の本能を磨く」「感性を磨いて理解力を上げる」「達成のしかたにこだわり、達成率をアップする」「くり返し考え、思考力を高める」という第4章までのすべての内容をクリアすることが前提であるといえます。

本書が「脳の考えるしくみの順に解説する」というスタイルをとっているのは、この順番で「脳に悪いクセ」を直していくことで、よりスムーズに脳のパフォーマンスを上げられるからです。記憶力を高めることとは、脳が考えるしくみのプロセスを磨くことにほかなりません。

体験記憶の落とし穴を知っておこう

記憶についての話として、最後に一つ、みなさんに説明しておきたいことがあります。それは、人間は体験記憶に非常に引っ張られやすいという「落とし穴」があることです。

人間の体験記憶は非常に強力で、脳は本などを読んで得た記憶よりも、体験記憶にもとづいて物事を判断する傾向があります。

たとえば、会社で部下に指示を飛ばして手足のように使ってきたという人の場合、「部下の主体性を発揮させたほうが、より会社の業績が伸びる」と言われても、それが脳医学的な根拠を伴っていることですら、「実際にこれまではうまくやってきたのだから、やはり上司が部下に指示して動かしたほうがいい」という考えにとらわれやすいということです。

先に、北京オリンピック競泳日本代表の上野監督が、水泳に関しては門外漢である私のアドバイスを取り入れ、それまでの常識に反した猛練習を実施されたことをご紹介しました。

私は、上野監督や選手たちが新しい手法に挑戦したことに深く感動しました。いくら私が理論をもって説明したとしても、体験記憶の強力さを思えば、これはそうそうできることではないはずだからです。

体験記憶は、一度でも嫌な体験をすれば避けようとさせ、成功したことやうまくいったことには何度も従おうとさせるもの。「危険を避ける」といったシチュエーションでは非常に大切な機能ですが、半面、必要以上に人を慎重にさせたり、新たなチャレンジをしにくくさせたりもします。

異なる意見を取り入れることが、独創的な思考を発揮するという脳のしくみを考えても、ときには体験記憶から意識的に離れるというスタンスをもつことは大変重要なのです。「成功体験に縛られていないか」「失敗の経験によって、チャレンジする勇気を損なっていないか」——物事を考えるときや行動に移すときは、この2点をチェックする習慣をつけましょう。

第6章 脳に悪い習慣⑥
――スポーツや絵などの趣味がない

脳のさまざまな力にかかわる「空間認知能」とは

みなさんは「空間認知能」という言葉を聞いたことがありますか。

空間認知能とは、その名前のとおり、空間のなかで位置や形などを認識する知能です。「明日の10時」と言われたときに「翌日10時までの時間の長さをイメージする」といった、時空を把握する能力も空間認知能によるものです。空間認知能は空間認知中枢がその機能を担うほか、言語中枢など脳のさまざまな部位に空間認知機能をもった細胞が存在して働いています。

物を見てそれを絵に描く、本を読んでイメージを膨らませる、バランスをとって自転車に乗るなど、空間認知能は人間が思考するときや身体を動かすシーンで重要な役割を担っています。脳全体の機能にかかわるものであるといっていいでしょう。

物事の認識や判断、思考、記憶などでも空間認知能の働きが必要であるため、空間認知能が低い人は、認識を誤ったり、記憶がなかなかできなかったりします。

また、物事の手順を考えるときは、とくに空間認知能が重要な役割をはたすので、空間認知が苦手だと「要領が悪い人」「仕事の遅い人」になりかねません。

スポーツでは、物の位置関係を正しく把握し、自分の身体を適切にコントロールする必要があります。空間認知能は、運動の得手不得手を大きく左右します。

さらに、空間認知能が低い人は、数字に弱い傾向があります。これは、空間認知中枢の隣に数字を処理する中枢があるためです。つまり、空間認知能が低いということは、物事が覚えられなかったり、仕事が遅かったり、運動が苦手だったり、数字に弱かったり……と、「何をやってもダメな人」になってしまいかねないことを意味します。

空間認知能は意識的に鍛えることが可能ですから、「どうやら自分は空間認知能が低そうだ」と思ったとしても、悲観することはありません。日常の習慣によって、その機能が殺されてしまっている場合も多々あるのです。

みなさんの脳のパフォーマンスを十分に上げるために、本章で「空間認知能をダメにする習慣」を知り、一つひとつクリアしていきましょう。

姿勢の悪さは脳に影響する

「背筋を伸ばしなさい」「きちんと前を見て座りなさい」など、みなさんは子どものころから姿勢をよくするように言われた経験をたくさんおもちであると思います。

お子さんがいらっしゃる方なら、わが子に姿勢を正すよう、注意することもあるでしょう。

しかし、「なぜ姿勢を崩してはいけないのか」を教えられる機会はあまりなかったのではないでしょうか。人間は楽なほうに流されやすいものですから、理由もわからず「ダメ」と言われても、ついグダグダしてしまう。なかなか正しい姿勢を身につけられないという方は少なくないはずです。

姿勢が悪いことがなぜダメなのかは、実は空間認知能から説明することができます。姿勢が正しく保たれていないと、身体のバランスが崩れてしまい、空間認知能は働きにくくなるのです。正しい姿勢、水平な目線を維持すると、物事を正確に理解したり、身体をコントロールしたりすることがしやすくなります。美しい立ち姿や歩き方などを鍛えるのは、文武両道につながると考えてください。

超一流といわれる人、とくに運動選手で、姿勢が悪い人はいません。これは「超一流だから姿勢がいい」のではなく、「姿勢がいいから超一流」になれたのです。

目線を水平にすることが大切なのは、目に入った情報が傾いていると、脳がそれを補正しなければならなくなるからです。とくにスポーツにおいては、この補正する時間によって、身体を動かすタイミングにずれが生じるので注意が必要でしょう。ときには、目線の傾きによるタイミングの遅れが致命的な結果を招くこともあります。

２００９年のワールド・ベースボール・クラシックで、私はイチロー選手の目線が水平からほんの少し傾いていることが気になっていました。いつもは非常に正確に水平を保っているので、余計に気がかりだったのです。なかなかバッティングが冴えなかったのは、この目線の傾きが一因ではないかと思います。プロ野球の試合を見ていても、投手の目線が水平から傾いているときは、ストライクがなかなか入らないもの。フィギュアスケートでジャンプに失敗するのも、目線が傾いているなど、空間認知能にずれが生じている姿勢のときが多いようです。みなさんも、ぜひ一度「目線の傾き」に注意してスポーツを観戦してみてください。

物事を考えるときにも、身体のバランスを保っていると正確にものが見え、思考力が発揮できます。もちろん、身体が疲れないので、集中力が維持できるという点も無視できません。

目線を水平にしたり、身体のバランスをとったりするといっても、「自分では正しい姿勢のつもりなのに実は曲がっている」ということもあります。では、正しい姿勢をつくるにはどうすればよいのでしょうか。

姿勢を正すコツはいくつかあります。まずは「いつでも真上に飛び上がれる状態」を意識することです。

意思に反して姿勢がゆがむのは、身体の軸がずれてしまっているからなのですが、真上に飛び上がれる姿勢を意識してつくると、この軸のずれを直すことができます。立っているときはもちろん、座っているときでも同様です。目をつぶって飛び上がってみて元どおりの位置に着地できるか試したり、椅子からすばやくまっすぐに立ち上がってみたりするとよいでしょう。

この「真上に飛び上がれる姿勢」を保てれば、目線は自然に水平になりますし、集中して人の話を聞いたり、勉強したりといったことが楽にできるようになるはずです。

もう一つは、左右の肩甲骨を結んだ線が、地面に対して平行になるように意識することです。このラインが水平に保たれると、左右の腕をバランスよく動かせると同時に、身体のバランスもしっかりとることができます。歩くときにも、肩甲骨の真ん中のあたりを意識して体を運ぶようにします。身体の支点となる腰を平行移動させるようにし、足ではなく、腰から先に前へ出すイメージをもつと、自然に正しい歩き方ができます。

スポーツや絵などの趣味がないのはNG

空間認知能を鍛えるのに効果的なのが、スポーツをすることと絵を描くこと。趣味的な「遊び」としてとらえられがちですが、脳のパフォーマンスを上げるには、日々の習慣にスポーツや絵画を取り入れたほうがよいのです。

スポーツで身体を動かす習慣がないという方が手軽にできる運動で、空間認知能の強化に有効なのがキャッチボールです。ボールを正確な場所めがけて投げる、受け止めるといった動作は、空間の間合いを測るトレーニングになるからです。狙《ねら》った場所に投げるよう、しっかり意識しながらキャッチボールをしてみましょう。

お子さんがいらっしゃる方は、親子でキャッチボールすることをおすすめします。家族のコミュニケーションや楽しみになるだけでなく、子どもの脳を鍛えることもできる一石二鳥の遊び方といえます。

絵を描くことは、観察する対象物との距離を測ったり、縮小率を考えたり、形や角度を正確にとらえたり、色合いを把握したりと、空間認知能をフルに使います。物を正確にとらえるトレーニングとしても、大変効果的です。

絵を描くのが得意ではないという方は、マス目（格子）を使ってみるとよいでしょう。

網などを使って対象物を見ると、1マス1マスごとにものを分割してとらえることができます。最初は対象物を細かいマス目で分割し、1マスごとに、紙のマス目の上に描いていきます。マス目を追っていくことで絵が描けるようになるわけです。

慣れてきたら、少しずつマス目を大きくしていきます（図4参照）。マス目が大きい

図4　スケッチで空間認知能を鍛えよう

対象物をマス目で分割してとらえたら、
徐々にマス目を大きくしていく

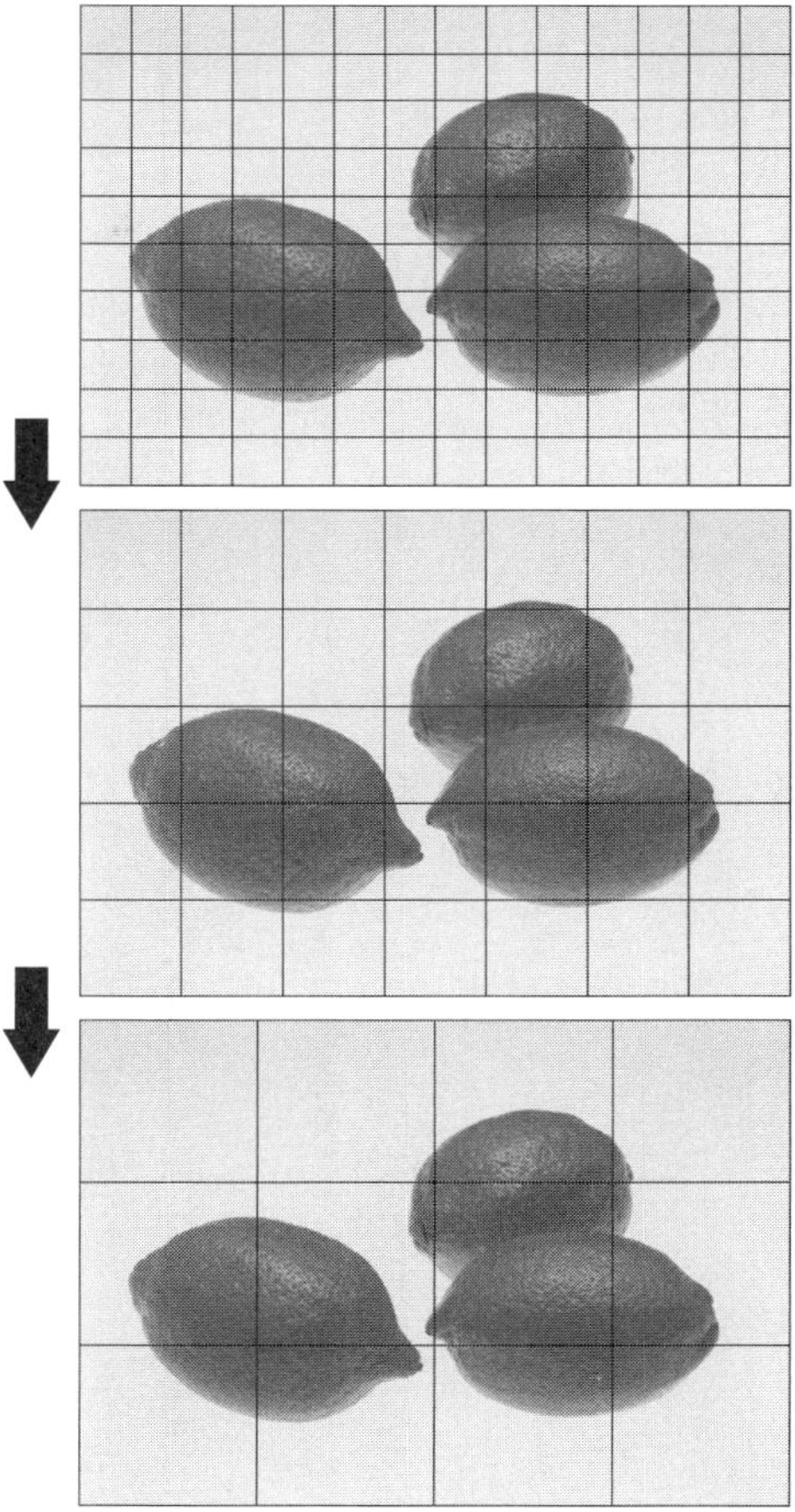

ほど空間認知能が必要になりますが、徐々にレベルを上げていけば大丈夫。子どもにこの方法で絵を描かせると、どんな子どもも正確に絵が描けるようになるのです。

また、空間認知能を低下させる習慣としてあげられるのが、字を雑に書くこと。字をきちんと書かない人は、空間認知能を鍛えていないことになり、文武両道の才能を育てていないことにつながっていきます。

文字は、しっかり丁寧に書くことを心がけましょう。線の長さやアキの幅など同じにすべきところをそろえる、角と角を合わせる、線と線の継ぎ目をつなげることなどがポイントです。こうした点を意識すると、おのずと雑な字は書けなくなるはずです。特別に美しい字を書こうとする必要はありませんから、「しっかり丁寧に」を心がけてください。

こうして考えると、学校教育における体育や図画工作、美術といった科目は、脳をトレーニングするのに非常に大切であることがわかります。

しかし残念ながら、脳のしくみをふまえずに行われている授業も少なくないようです。体育は子どもの体力やもって生まれた運動センスの問題に、美術は感性の問題にすりかえられ、「がんばって走れ」「見たままに自由に描いてみよう」といったことになっていると聞きます。

みなさんには、ぜひともご自分やお子さんの空間認知能を鍛えることで、運動能力や絵を描く力を高めてほしいものです。

リズムを無視してはいけない

海馬回は、複数の情報が入ると興奮しますが、気持ちが高揚したときや脳に危機が及んだときなどにも、興奮状態になるという特徴があります。

そして、興奮が高まると、海馬回のなかでアンモナイトのように並んだ神経細胞が「興奮、抑制、興奮、抑制」をくり返し、そこにリズムが生まれるのです。

海馬回は、このリズムに乗っているときに、その機能がよく働きます。みなさんにも、「テンポよく走ったら、どんどん調子が上がった」「音楽を聞きながら作業したら、はかどった」などという経験があるのではないでしょうか。

歩いたり走ったりするなど身体を動かすとき、話すときや考えるときに、「調子がいい」「乗ってきた」と感じるのは、「リズムに乗れている」ということなのです。何事においても「テンポよくリズミカルに」ということを心がけるのが大切で、リズムを無視してダラダラするのは、脳をダメにする習慣であるといえます。

脳では、さまざまなリズムをもった波が起こることが知られています。よく耳にするのは「α《アルファ》波」でしょう。α波は1秒間に8〜12拍をくり返す脳波の波動で、気持ちが落ち着いてリラックスしているときなどに現れます。海馬回の「興奮、抑制、興奮、抑制」はα波よりもテンポが遅く、1秒間に4〜7拍をくり返す「θ（シータ）リズム」です。

多くの人が「乗ってきた」と感じるθリズムは、4拍子プラス、間合いをはかるリズム（シンコペーション）。「イチ、ニ、サン、シ、ィー」というリズムです。ただ、「乗れるリズム」は一人ひとり異なります。それを見つけ、リズムに乗って身体を動かしたり考えたりすると、脳のパフォーマンスを引き出しやすくなります。

リズムに乗るために、音楽を取り入れるのは一つの方法です。とはいえ、好きな音楽と作業効率が上がる音楽は、必ずしも一致しません。また、あまりに好きな音楽をかけると、気持ちが鑑賞するほうに向いてしまうこともあります。

私の場合、演歌を聴くと感動してしまって、思考に集中することができません。適度に心地よく聞き流すことができ、自分が乗れるリズムの楽曲だと、驚くほど作業ははかどることがあります。みなさんも自分に合ったリズムの楽曲を探してみましょう。

寡黙でいることにメリットはない

最後にもう一つ、空間認知能を鍛えるポイントをお教えしたいと思います。それは、「よくしゃべること」です。

言語中枢の空間認知能は、よくしゃべることによって活発に働きます。おしゃべりをしていると、黙々と考えているとき以上にアイデアが出てくることがありますが、これは空間認知能がよく働くことが理由の一つ。「自分はかなり寡黙なほうだ」「しゃべるのはどうも苦手だ」という自覚がある方は、少し意識して口数を増やしてみたほうがいいでしょう。女性は男性と比べて言語中枢が発達している方が多いのですが、男性も負けずに、友人や家族、会社の同僚などとおしゃべりすることをおすすめします。「おしゃべり好き」という表現は、「ちょっとにぎやかすぎる」というニュアンスを含んで使われることがありますが、おしゃべりは脳を鍛えるのです。大いにしゃべって、空間認知能の機能を高めましょう。

「生まれつきだから」とあきらめてはいけない

空間認知能は、脳のパフォーマンスを左右する重要な要素です。「姿勢が悪い」「運動が苦手」「絵が下手」「字が汚い」「リズム感が悪い」といったことは、「しかたがないことだ」「生まれつきだからしょうがない」などと、軽んじられたりあきらめられたりしがちなものでしょう。

しかし、生活習慣を見直せば、空間認知能は鍛えることが可能なのです。とくに本章で取り上げたやめるべき習慣と改善策は、心がけ次第で誰でもできるものです。

また、空間認知能は思考する際にも必要です。「よく考える、くり返し考える」ということは、「ダイナミック・センターコア」を活かすだけでなく、空間認知能を鍛えることでもあります。よく考えることが、みなさんの脳の底力を引き上げるのです。

空間認知能は、一朝一夕に鍛えられるものではありません。「どうしてこの習慣がダメなのか」をふまえ、今日から習慣を変えていきましょう。

第7章　脳に悪い習慣⑦

――めったに人をほめない

脳はどうやって考えを一つにまとめているのか

情報を取り込み、感情を付与し、理解し思考する――脳はこの一連の働きを経て、気持ちや考え、心や信念を含む一つの概念をまとめ上げます。そして、実は人間の脳において人と人とのコミュニケーションの鍵を握るのが、この「まとめ上げる力」です。

本章ではこの力について説明し、周囲とのコミュニケーションを阻害する習慣を押さえていきたいと思います。

人間の脳には、150億もの神経細胞があります。さらに、そこに連なる神経細胞の伝達路や脳の血管なども含めると、1000億に達する細胞群があるといわれているのです。あまりに膨大な数なのでイメージすることが難しいかもしれませんが、これはビー玉1つ分の大きさに対して、アメリカの人口に匹敵する数の細胞が存在していることになります。

脳は、一瞬でまとまった概念を生み出すことができます。しかし、そのためには瞬時に情報が脳内を駆け巡り、さらにそれをまとめ上げることが必要です。

図5　感情や思考がまとまるしくみ

スモール・ワールドの形態

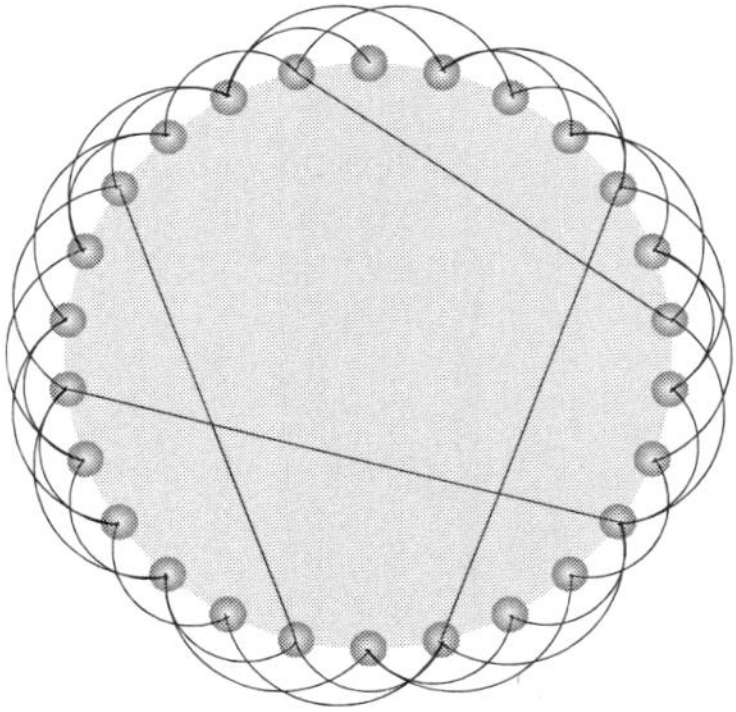

脳の神経細胞の構造も「スモール・ワールド」と同じしくみをもっている。そのため、神経細胞同士が瞬時に情報を伝え合うことができる

まず、この膨大な数の神経細胞が、どのようにして情報を伝え合っているのかを考えてみましょう。脳の情報伝達のしくみを理解するうえでヒントになるのが、１９９８年に米コーネル大学の心理学者が『Ｎａｔｕｒｅ』誌で発表した「スモール・ワールド」の考え方です。これは、人間の間で情報が伝わる過程に当てはめてみることでシンプルに理解できます。友達から友達へ、さらにその友達へと情報を伝えていけば、いずれは知り合い全員の間で情報が共有されます。ここで、直接の友達を飛び越えて直接伝達するルートがあると、情報が伝わるスピードが一気に加速する――これが、スモール・ワールドの考え方

です（図5参照）。

情報ネットワークにおいて情報が流れる際のモデルとして、スモール・ワールドの考え方は、コンピューターによる情報伝達システムにも活かされています。

実は、脳の神経細胞は、周囲の神経細胞と無数の回路をつくっているだけでなく、さらに遠くの神経細胞に情報を伝える長い軸索（神経線維）をもっています。

つまり、脳はその構造にスモール・ワールドと同じしくみをもち、脳内で神経細胞同士が瞬時に情報を伝え合うことを可能にしていると考えられるのです。

しかし、脳内には、こうして共有された情報を統一する機能をもった細胞や中枢はありません。脳は、どのようにして一つの概念をまとめ上げているのでしょうか。

脳の神経細胞は、常にわずかながら自発活動しています。そこに情報がもたらされると「発火現象」が起こるのですが、実は、情報を伝え合った細胞の間では連鎖的に発火が起きているという理論があります。つまり、情報が「伝わって終わり」で途切れるのではなく、そのルート上に神経細胞の間を結ぶ一つのループを発生させるというわけです。

神経細胞は情報を一方向のみに伝えるのではなく、必ず情報を受け取った神経細胞から発信した神経細胞へとフィードバックが行われます。神経細胞が情報をやり取りしながら、同時に発火する──この「同期発火の連鎖」によって、脳内の情報がまとまるという考えが１９９９年にディースマンによって提唱されました。しかし、これだけでは興味をもった情報を理解したり、人にその話を伝えやすくなるという説明につながりません。

ところが、これまで説明してきたように、すべての大脳皮質の神経細胞の情報は、必ず脳の深いところにあるA10神経群に届けられ、前頭前野に伝わります。そのときに、「これはおもしろい」というような感情のレッテルをA10神経群でつけられて、前頭前野に情報が伝わり、見聞きしたものについて感情が自然に生まれます。このとき、おもしろいと思った情報は、それをA10神経群に送り込んできた大脳皮質全体の神経細胞にも同時にフィードバックされ、情報に関連した脳内の神経細胞すべてが、「同期発火」を起こすことになります。このようにA10神経群でおもしろいなどと興味をもったり、あるいは感動するというような前向きの感情をもつほど強い同期発火を起こす一方、少し気になる、どちらかといえば好きだ、というような感情だと弱い同期発火になります。こうしてA10神経群の活動を引き金に、いろいろな脳内の情報が一つにまとまるしくみを理解することが可能になったのです。つまり、人が「考えがまとまった」と言うとき、脳内ではA10神経群を介して同期発火が起こっているのです。

ここに、好きなものはなぜ理解しやすく、覚えやすいかという脳のしくみを解き明かす鍵があったのです。

脳が情報を受け取ったとき、最初にプラスやマイナスのレッテルをはるのがA10神経群でしたね。このA10神経群も、もちろん自発活動を行っています。これはおもしろいと感じると、A10神経群が同期発火連鎖を起こし、逆に、マイナスの感情のレッテルがはられたりした場合、脳では同期発火が起きません。考えるしくみにおいてA10神経群を働かせることは、「考えをまとめる」という点で大変重要であるといえるのです。

「気持ちを伝えられない脳」がある

突然ですが、みなさんは、自分の気持ちや考えがどのようにして他人に伝わるのか、なぜ伝えることが可能なのかを考えたことがありますか？

人と人は気持ちや考えを伝え合えるものだということを、私たちは経験的に知っています。しかし、脳と脳の間をつないで情報をやり取りする回路が存在するわけではありません。

泣いている人を見るだけで、悲しい気持ちになることがあるのはなぜなのか？

実際に「気持ちや考えが伝わるしくみ」は、あまり知られてはいません。

しかも、みなさんもご存じのように、気持ちや考えの伝わり方は一定ではありません。よく伝わることもあれば、いまひとつ伝わらないということもあります。それがなぜなのかとなると、答えにくいのではないでしょうか。

他人と上手にコミュニケーションできることが非常に大切なのは、いうまでもありません。コミュニケーションを円滑に行ううえで、脳が気持ちや考えを伝え合うしくみを知っておくことは大きな力になります。

人の感情や思考、ときには心までもが他人に伝わるのは、脳のA10神経群から始まる「ダイナミック・センターコア」の神経細胞群に「同期発火」を起こす力があるからです。

たとえば、みなさんが誰かから悲しい話を聞いたとします。すると、相手の発する情報――話の筋道、身振り手振り、悲しげな表情、あるいは涙など――を受け取った脳は、相手と同じように脳神経細胞を同期発火させるのです。

わかりやすく簡略化して説明すると、同一の、あるいは似たような情報を受け取ったとき、脳は相手の「同期発火のループ」とほぼ同じループをつくる力をもっているということです。

再三説明してきたように、人間の脳には「仲間になりたい」という本能があります。また、「統一・一貫性」という「できれば同じにしよう」とするクセもあります。誰かと一緒に走っていると、つい同じリズムで走ってしまうなど、脳は何かと「相手に合わせよう」「相手と同じにしよう」としてしまうものです。

この本能やクセが同期発火において重要な役割をはたし、人の脳はコミュニケーションするときに、相手とできるだけ同じループを形成しようとするのです。

この同期発火のしくみと脳が考えるしくみをあわせて考えると、見えてくることがあります。

それは、思考のスタートラインである物事への興味がずれていたり、感情が伝わらなかったりすれば、まず「気持ち」を共有できないということです。

さらに、たとえ気持ちが伝わったとしても、自己報酬神経群を働かせる情報が伝わったときに同期発火が起きなければ、「考え」や「心」、それらを伴った「まとまった概念」までは共有できないのです。

「気持ちはわかるけれど、でも……」と思うことがあるのは、A10神経群までは発火していても、同じループをお互いに形成するに至っていない状態になっているからだと考えられます。

気持ちを共有するには、相手の脳にA10神経群を発火させる情報を与える必要があります。もちろん、情報を発信する人のA10神経群が発火していない状態では、本人の思考が深まらないばかりか、相手の考えるしくみが活発に働くこともありません。

つまり、A10神経群の働きを高めていない人は「伝えられない脳」をつくってしまっていることになるのです。

また、考えや心まで共有するとなれば、自己報酬神経群も同期発火することが必要です。つまり、意思疎通を図ろうとする人たちの間で「脳にとってのごほうび＝脳がうれしいと感じること」が一致していなければならないのです。

みなさんの実体験を重ねてこの結論を読むと、当たり前のように思えるかもしれません。気持ちや考えが伝わったり伝わらなかったりすること、そして、それらがどんな場合であるかについて、誰しも経験則をもっているものだからです。

しかし、脳のしくみを知らずに経験則だけに頼っていると、「なぜ気持ちが伝わらないのか」「なぜ自分が言っていることを相手はわかってくれないのか」、そして「どうすれば気持ちや考えをしっかり伝えられるのか」を冷静に分析することはできません。

人の脳と脳の同期発火を阻害する習慣とはどんなものなのか、そしてコミュニケーション力を高めるにはどうすればいいのか。

ここまでに説明してきたことをふまえて、整理してみましょう。

たんたんとクールに話してはいけない

自分の気持ちがなかなか相手に伝わらないという方は、Ａ10神経群で生まれた感情がしっかり表面に出せているかをチェックしましょう。

たんたんと言いたいことだけを言っても、気持ちはなかなか伝わりません。感情を込めて話さなければ、相手のＡ10神経群を発火させることはできないのです。

「感情を表に出すのは恥ずかしいから」とクールに振る舞ってしまう人は、Ａ10神経群の発火が同期発火の最初の火種であることを思い出しましょう。気持ちが伝わらないということは、考えや心も伝えられないということを意味します。言葉の発し方はもちろん、表情にも喜怒哀楽を出すようにしたほうが、考えていることが伝わりやすくなるのです。

たとえば、子どもに勉強を教えるときは、親や先生がその内容のおもしろさ、興味深さを感じ取ったうえで、説明するときにおもしろそうに話をすべきです。勉強は、おもしろがり、興味をもつことで理解力や思考力が高まるからです。

しかし、子ども自身がそのおもしろさを発見できないということもあるでしょう。そんなときは、指導者自身がそのおもしろさを、感情を込めて伝えることで、子どもの脳のなかで「おもしろそうだ」とA10神経群を発火させるのです。つまらなさそうに義務的に行われる授業では、子どもの力を伸ばすのは難しいといえます。

ちなみに、相手の脳に同期発火を起こすには、一つコツがあります。それは、相手のリズムに合わせて話すことです。

私は講演の際、会場で聞いてくださる方の様子を見て、相槌《あいづち》を打っている人の反応と間合いに合わせて話すようにしています。同期発火を起こしやすい話し方を心がけたほうが、考えていることがより深く伝わるようになるからです。

みなさんも、話し相手のリズムを意識しながら会話してみてください。

「空気を読まない」のはNG

少し前に「空気が読めない（KY）」という言葉がはやりましたが、これは、人間が他人に「空気を読んでほしい」と思っていることの表れでしょう。

相手の立場や気持ちを考えながらコミュニケーションすることが大切なのはいうまでもないことですが、それがなぜかといえば、相手と「感情」を同期発火させることなく、

「思考」を同期発火させて相互理解することはできないからです。「相手の立場に立とうとすること」は、そのまま「相手と積極的に同期発火しようとすること」であるといえます。

しかし、人間の脳は、「統一・一貫性」と「自己保存」のクセのために、自分の立場に固執しやすい傾向があります。「相手の立場に立つ」という力は、「仲間になりたい」という本能を磨くことによって、その本能の礎の上に成り立つもの。つまり、相手の立場に立つ力は、「もって生まれるもの」ではなく、「鍛えることでしか身につけられないもの」なのです。人間の脳がもつ機能のなかでは、非常に高度なものといえます。

「自分は友人が少ない」「人とのつながりが薄いほうだ」という人は、この「相手の立場に立つ力」がついているかどうかを考えてみてください。相手の立場に立てないと脳が同期発火できませんから、意思疎通ができないために人が離れていってしまいます。恋愛するのも、難しいでしょう。

「別に自分はそれでいいのだ」と開き直るのは危険です。というのも、リタイア後に認知症を患う人の多くに共通するのが、「人が寄ってこないこと」なのです。これは、人とのつながりが薄いため、脳への情報のインプットが減ってしまうことも一因ではないかと思います。

社会で立場をもっている間は、「相手の立場に立つ力」が弱くても、周囲と何らかのかかわりをもって過ごすことができるでしょう。

しかし、リタイアしていざ立場を失ってみると、一緒に時間を過ごそうとしてくれる友人や知人がいなかった……というのでは、あまりにさびしい話ですし、脳への影響が懸念されます。

「相手の立場に立つ力」は、脳と脳の間をつなぐ鍵。自分の言いたいことばかり言うのではなく、「相手が何を言いたいのか」「何を望んでいるのか」に常に注意を払ってコミュニケーションすることを心がけましょう。

目的は共有しないと達成できない

脳が考える順番と、同期発火のしくみをふまえると、感情というのは比較的、伝えやすいといえます。気持ちを込めてコミュニケーションすることを心がければ、相手のA

10神経群を発火させることはできるでしょう。

しかし、先ほど説明したように、思考や心まで伝えるには、A10神経群に加えて自己報酬神経群も同じように発火させること、つまり「好きなこと、興味があること」と、それを「自分で達成できるだろう、という脳にとってのごほうび」が一致することが必要です。条件が一つ増えるわけですから、ハードルは上がります。

では、その2つを一致させるにはどうすればよいのでしょうか。

「ごほうび」とは「脳が望んでいることがかなうこと、達成できること、自分にとってうれしいこと」です。つまり、「自分が好きなこと」と「相手が望む世界観や達成したいこと」が一致できれば、スムーズな意思疎通が可能になるということです。よく「価値観が違う」という表現を耳にしますが、これは「自分が好きなこと」と「相手が望む世界観や達成したいこと」が、ずれてしまっている状態を指しているといえるでしょう。

価値観が異なる人が相手では、考えが通じ合わないのは無理もない――みなさん、そう感じるのではないでしょうか。

しかし、「価値観が合わない」でかたづけてしまわず、もう少し具体的に「どうすれば望む世界観や達成したいことが一致させられるのか」と考えれば、対処法はあります。それは、「何を目指しているのか、目的をきちんと言葉にして相手に伝えること」です。たとえば、会社で上司が部下に「がんばって営業して売り上げを上げろ」と発破をかけたとしましょう。部下は数字を達成すること、お金を稼ぐことが目的なのだと思い、数字だけを追うことにつらさを感じるかもしれません。

しかし、ここで上司が「うちの会社の商品は、買ってくれた人の生活の役に立つもの。私たちの仕事の目的は一人でも多くのお客さんにそれを伝え、買っていただくことで幸せになってもらうことにある。売り上げは社会に貢献した証だから、がんばって営業してほしい」と気持ちを込めて話したとしたら、どうでしょう。

部下のA10神経群が発火し、目的がしっかり共有されることで自己報酬神経群も刺激されれば、部下に上司の考えや心が伝わるようになるかもしれません。

しかし、この部下が「貢献なんてどうでもいい」と考えていれば、いくら言葉を尽くしても、考えを伝えるのは難しいでしょう。実際、意識的に目的や目標を共有しなければ、伝わるはずのものも伝わらなくなってしまいます。そういった努力もせず、「自分はこんなに仕事に対する想いをもっているのに、部下がそれをわかってくれない」「部下のがんばりが足りない」と嘆いていても、考えや心は伝わらないままなのです。

「何のためにそれをやるのか」——目的というのは、自明なようでいて、ときにあいまいなものです。

かつて私がアメリカの大学で働いていたころ、基礎医学の権威である教授と話をしていたときのことです。私は彼から、「患者さんを治すことにつながる研究をしなさい」と言われました。

彼はあるとき、お孫さんにこう聞かれたのだそうです。

「おじいちゃんのお仕事で、どれくらいの人が助かったの？」

孫のまっすぐな質問に、彼は「はっとした」と言います。最終的な目的は何なのか、自分は何のために医者になったのか——。

彼は孫の言葉によって、研究に邁進《まいしん》するなかで原点を忘れ、研究そのものが目的になっていたことに気づいたのでしょう。そして、手段が目的化することは、実は少なくありません。だからこそ、彼は私に、あえて「患者さんを治すための研究を」と説いてくれたのだと思います。

何のために勉強するのか、何のために会社で働いているのか。気持ちを込めて言葉にし、相手と目的を共有することが、考えや心を伝えるための鍵なのです。

人をほめると脳が喜ぶ

同期発火を起こすポイントは、プラスの感情を込めて人に伝えることと、相手の自己報酬神経群を活性化させることにあります。

これをふまえると、コミュニケーション力をアップするには「うれしそうに人をほめること」が有効ということになります。集団の和を重んじる日本では、人前で誰かを力強くほめることが少ないように思いますが、私は脳のしくみにもとづいて「意識的にどんどんほめること」をおすすめしています。

人をほめるには、ときに越えなければならないハードルがあります。自分のライバルや目下の人をほめるには、その相手のことを認めることから始めなければならないからです。めったに他人をほめないという人は、往々にして「自己保存」のクセが働き、相手を素直に認められなくなっていることが多いものです。会社でマネジメントをする立場にある人のなかには、「ほめるより、厳しくあたって統制をとるべきだ」と考える人もいますが、これは裏を返せば「反抗されたくない」という考えの表れといえます。嫌われたり恐れられたりしている上司や指導者のもとでは、脳がパフォーマンスを発揮できないことは、先に説明したとおりです。

人をほめることは、そのまま同期発火を起こしやすくすることにつながります。相手を喜ばせるということだけでなく、人とのコミュニケーションをスムーズにし、相互に思考を深めることまで可能にするのです。

上司であれば、チームのメンバー全員と意思疎通ができ、思考力が高まって成果をあげられるほうが望ましいはずです。

ほめるときは必ず相手のほうを見て、「自分もうれしい」という気持ちを込めて伝えることが大切です。横を向いたまま、たんたんと「よくがんばった、次もよろしく」と言うのでは、相手のA10神経群が同期発火を起こしにくくなりますから、ほめる意義が半減しかねません。シャイな方はほめ下手になりがちですから、注意が必要です。

うれしさを表して思い切りほめることは、相手の「仲間になりたい」「人の役に立ちたい、貢献したい」という本能に働きかけることでもあります。

ほめられて嫌がる人がいないのは、脳の本能から考えて当然なのですが、それは「自分が認められる」ということもさることながら、「相手が喜んでくれている」ことが非常に大切なポイントになっているのです。

勉強や仕事も、他人からの評価だけを考えてやるより、「結果を出すことで誰かを喜ばせられる」と感じることが、脳のパフォーマンスを引き上げます。ほめ言葉は自己報酬神経群を活性化させる効果があり、取り組み方だけでなく、ほめられた人の思考力も高めるからです。

また、ほめるときに大切な点として、相手のことをきちんと見て、ほめるべき部分をしっかり把握することもあげられます。たとえば、部下が「自分で考え、工夫して営業したことで成果が上げられた」と思っているのに、上司が「君のガッツはすばらしい」とほめたとしたら、部下は喜ぶでしょうか。おそらく、「ちゃんと見てくれていないんだな」と思うのではないかと思います。

私が小学生のころのことです。私を含め、クラスのみんなは担任の先生が大好きでした。

いたずらをすれば、竹ざおで叩かれることもありましたし、毎日のようにテストをするなど、その指導方法には厳しさもありました。しかし、先生はいつも楽しそうで、ときには羽目をはずして授業を行うこともありました。子どもたちはいつも「何が起こるんだろう」とわくわくしながら過ごしていたものです。

そして、いま思い返して最もすばらしいと感じるのは、先生が子ども一人ひとりを「えこひいき」していたことです。つまり、全員に目を向け、よいところを見つけてはほめちぎってくれていたのです。そして、どの子どもとも、それぞれに違った形で信頼関係を築いていました。その結果、クラスメートは、その先生が教えることを、まるで砂に水が染み込むように吸収していきました。

「平等」という概念は、ときに間違いを含みます。チャンスが平等であることが望ましいのは間違いありませんが、人を伸ばすには、「違いを認めて一人ひとりに全力投球する」という考え方が必要です。私は、とくに教育において、「同じように育てよう」と指向することは誤りであると思います。

人は違いがあるからおもしろく、また違いをもっているからこそ、それぞれに才能を発揮するものです。その違いを認め、ほめる力を養っていきましょう。

自分を捨てる勇気をもとう

感情を込めてわかりやすく話してくれる人、自分のことをよく考えてくれていると感じる人、上手にほめてくれる人とはコミュニケーションをしやすいということは、みなさんも実感していることでしょう。また、勉強や仕事の意義を本質に立ち返って、説いてくれる指導者や上司には、人がついていくものです。

これらはすべて、脳の同期発火というしくみによって説明できます。本章をお読みになったみなさんは、そのしくみを理解することで、同期発火を阻害する習慣がわかり、同期発火を起こしやすくするコミュニケーションのポイントを押さえたことになります。

しかし、これもすでにご存じのように、同期発火を起こし、人と考えや心まで共有することは、そうカンタンではありません。人と人との誤解やすれ違いは、大きなトラブ

図6　脳に悪い習慣をどれだけ克服できたか

自己評価記録表（5点満点）

※1.～7.は第1章～第7章に対応

		今回	1カ月後	3カ月後
1.脳の本能を磨く	貢献心をもっている			
	物事に対して幅広い興味をもっている			
2.感性を磨き、理解力を高める	物事をおもしろいと思い、好きになっている			
	先生や上司を好きになっている			
	グチを言っていない			
	物事に対して感動している			
	表情を豊かにし、笑顔をつくっている			
3.達成率を上げる	ゴールや完成を意識せず、物事に取り組んでいる			
	後ろ向きな考えをもっていない			
	物事は達成めざして、一気にやりきる			
	目的と目標を分けている			
	主体性をもって、物事に取り組んでいる			
	ここぞというとき、緊張感のバランスをとることができる			
4.独創的な思考力を発揮する	効率にこだわらず、くり返し考えている			
	考えたことは随時、文章や図に整理している			
	よい本はくり返し何度も読んでいる			
	自分の考えを疑うことができている			
	立場を捨てて、他人の意見に耳を傾けている			
	大事なことは、4日おいて考え直している			
5.記憶力を高める	環境にこだわり、楽しんで勉強している			
	物事を覚える際は情報を重ね、関連性を考えている			
	暗記は他人に説明できるほど完璧にしている			
6.空間認知能を鍛える	正しい姿勢を保っている			
	空間認知能を意識し、スポーツや絵に取り組んでいる			
	字を丁寧に書いている			
	リズムを意識して生活している			
	人とおしゃべりする機会をもっている			
7.人間性を磨き、コミュニケーション力を高める	感情を込めて話をしている			
	相手の立場に立って考えることを心がけている			
	目的を明確にし、相手に伝えている			
	人をうれしそうにほめている			

ルにならないものまで含めれば、日常のささいなシーンで頻繁に起こっています。

それでも、脳が「仲間になりたい」「貢献したい」という本能をもっていることに、私はいつも希望をもっています。「いま、自分の心が通じたな」というときのうれしさを感じたことがあるすべての人は、人の脳と脳が同期発火して、心を通わせられることのすばらしさをよく知っているはずです。

「同期発火する脳」をつくるにはどうすればよいかをひと言で言えば、「人間性を磨くこと」であると思います。感情豊かに、ときには自分の立場を捨て、言葉を尽くして人と相対する——そんな人間性が磨ければ、みなさんのコミュニケーション力は飛躍的に高まります。ぜひ一つひとつのアドバイスを着実に実践していってください。

最後に、図6に脳に悪い習慣を克服するためのチェック表を載せました。当てはまるものがあれば、「今回」の欄に○をつけてください。

いくつ○がつきましたか?
○の数が少なくても、がっかりする必要はありません。
みなさんはもう、脳に悪い習慣とその理由まではっきりわかったのですから、あとは克服するのみ。本書をくり返し読み、考え、1カ月後、3カ月後も再チェックしてみてください。

○が増えていれば、脳がもっている才能をいかんなく発揮できていることと思います。

「違いを認めて、共に生きる」ということ――あとがきにかえて

私はこれまで、「勝負脳」というキーワードで本を書き、多くの講演を行ってきました。

これは、オリンピックの選手など、スポーツの世界で勝つことを目的にしている方に「勝つための脳の使い方」を説明する機会が多かったことが一つの理由です。

本書で何度か北京オリンピックの日本競泳陣に講義を行ったことに触れましたが、実際に選手たちの記録が伸びて、すばらしい結果を残すことができたのは、私にとってもうれしいことでした。以後、さまざまなスポーツの日本代表チームから声をかけていただいています。

私のもとには、「勝負脳」について知りたいという要望が殺到しました。スポーツに限らずビジネスの世界でも、ここぞという場面で結果を出すには「勝負脳」を鍛えることが大変役立ちますから、ご要望にお応えして話をしてきたのです。

ただその一方で、「勝負」という言葉が、少し誤解を招くものであったのではないかと感じています。本来、脳が求めている生き方に、「勝負」というものがなじまないのではないかと思うからです。

近年、行きすぎた成果主義の台頭で、「勝ち組」「負け組」という言葉が一般的に使われるようになり、勝ち負けを重視する風潮が高まっています。

トップアスリートが競うスポーツの世界では、勝つことを目指すべきですし、人生では〝ここぞ〟という勝負をかけねばならない瞬間があります。

しかし、一般社会において「勝つ」ということは、相手を無視すること、他人に協力せず自分を大切にすることにつながる傾向にあります。

貢献心を失うことが脳の思考力を落とし、人と人とのコミュニケーションを阻むものになることを考えるとき、勝ち負けにこだわることが本当に必要な場面は、限定されるものだと思います。

成果主義は、短期的な利益を追いがちであることも問題です。効率を追い求めるとマニュアル化が進む傾向があり、社会全体で見た場合に「自分から考える力」をもった人が少なくなってしまいます。長期的な視野で「成果」を考えられればいいのですが、実態はなかなかそう理想どおりになっていないようです。

一例をあげれば、大学教育の現場でも、あまり間を置かずに数多く論文を書かなければ、成果として認められにくい現実があります。そもそも研究し、論文を書くのはなぜなのか、研究の目的は何なのかに立ち返って考えれば、評価基準は変わるべきでしょう。教育やビジネスの場も同様です。「何のために」を一人ひとりが考え、そこに価値を感じられることが必要なのです。

では、脳が本来求めている生き方とは何か。

それは、「違いを認めて、共に生きる」ことです。

脳は「生きたい」「知りたい」「仲間になりたい」という本能に根ざして存在しています。自分とは違う人を拒絶すること、自分さえよければいいのだと思うことを、脳は本質的には求めていないのです。

昨今の格差拡大社会を見ていると、脳が望まない方向へと世のなかが向かってしまっている気がしてなりません。いまこそ社会全体、そしてみんなの共通の幸せとは何かを、広い意味で考えなければならないタイミングであると思います。

人に興味をもち、好きになり、心を伝え合い、支え合って生きていく。「違いを認めて、共に生きる」ことこそ、脳が望んでいるということを、どうか心に留めておいてください。

本書によって読者のみなさんが、自身の脳の力を十分に活かし、幸せになっていくことを祈り、筆を擱《お》かせていただきます。

二〇〇九年八月

林成之

著者略歴

林 成之《はやしなりゆき》

一九三九年富山県生まれ。日本大学医学部、同大学院医学研究科博士課程修了後、マイアミ大学医学部脳神経外科、同大学救命救急センターに留学。九三年、日本大学医学部附属板橋病院救命救急センター部長に就任する。日本大学医学部教授、マイアミ大学脳神経外科生涯臨床教授を経て、二〇〇六年、日本大学大学院総合科学研究科教授。〇四年第一回国際脳低温学会会長。〇八年、北京オリンピックの競泳日本代表チームに招かれ、「勝つための脳」＝勝負脳の奥義について選手たちに講義を行い、結果に大きく貢献する。

著書に『〈勝負脳〉の鍛え方』（講談社現代新書）、『ビジネス〈勝負脳〉』（KKベストセラーズ）、『望みをかなえる脳』（サンマーク出版）、『思考の解体新書』（産経新聞出版）など多数。

幻冬舎新書 143

脳に悪い7つの習慣

二〇〇九年九月三十日 第一刷発行
二〇一〇年十月十五日 第二十五刷発行

著者 林 成之
発行人 見城 徹
編集人 志儀保博

発行所 株式会社 幻冬舎
〒一五一-〇〇五一 東京都渋谷区千駄ヶ谷四-九-七
電話 〇三-五四一一-六二一一(編集)
〇三-五四一一-六二二二(営業)
振替 〇〇一二〇-八-七六七六四三

ブックデザイン 鈴木成一デザイン室

印刷・製本所 株式会社 光邦

検印廃止

Printed in Japan ISBN978-4-344-98144-7 C0295
は-5-1

幻冬舎ホームページアドレス http://www.gentosha.co.jp/
*この本に関するご意見・ご感想をメールでお寄せいただく場合は、comment@gentosha.co.jp まで。